Heidelberger Taschenbücher Band 47

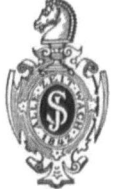

Christiaan N. Barnard · Velva Schrire

Die Chirurgie der häufigen angeborenen Herzmißbildungen

Übersetzt von H. G. Borst

Mit 45 Abbildungen

Springer-Verlag Berlin · Heidelberg · New York 1969

Christiaan N. Barnard M.D., M.Med. (Kapstadt) M.S., Ph.D. (Minnesota), F.A.C.S., F.A.C.C., Associate Professor, Vorstand der herzthoraxchirurgischen Abteilung und Direktor der chirurgischen Forschung an der Universität Kapstadt, Südafrika

Velva Schrire M.Sc., Ph.D., M.D. (Kapstadt), F.R.C.P.E., F.R.C.P., F.A.C.C., Direktor der Herzklinik, Groote Schuur Hospital, Kapstadt und Associate Professor der Medizin an der Universität von Kapstadt, Südafrika

Professor Dr. *H. G. Borst,*
Direktor der Chirurgischen Klinik der Med. Hochschule Hannover, 3000 Hannover, Podbielskistraße 380

Titel der englischen Original-Ausgabe:
The Surgery of the Common Congenital Cardiac Malformations
Staples Press, 3 Upper James Street Golden Square, London W1, 1968

ISBN-13: 978-3-540-04543-4   e-ISBN-13: 978-3-642-95111-4
DOI: 10.1007/ 978-3-642-95111-4

Alle Rechte vorbehalten. Kein Teil dieses Buches darf ohne schriftliche Genehmigung des Springer-Verlages übersetzt oder in irgendeiner Form vervielfältigt werden. © by Springer-Verlag Berlin · Heidelberg 1969.

Die Wiedergabe von Gebrauchsnamen, Handelsnamen, Warenbezeichnungen usw. in diesem Werk berechtigt auch ohne besondere Kennzeichnung nicht zu der Annahme, daß solche Namen im Sinne der Warenzeichen- und Markenschutz-Gesetzgebung als frei zu betrachten wären und daher von jedermann benutzt werden dürften.

Titel-Nr. 7577

*Unseren Frauen Louwtjie und Ruth
gewidmet*

Inhalt

I. Einführung 1

II. Offener Ductus Botalli 5

III. Aortenisthmusstenose (Coarctation der Aorta) 19

IV. Vorhofseptumdefekt 43

V. Ventrikelseptumdefekt 80

VI. Fallotsche Tetralogie und Pulmonalstenose mit intaktem
Ventrikelseptum 113

Literatur 143

Sachverzeichnis 150

I. Einführung

Die Behandlung angeborener Mißbildungen des Herzens und der großen Gefäße hat zu raschen und tiefgreifenden Fortschritten der Herzchirurgie geführt. Wenn auch Operationen am Herzen schon im Altertum erwähnt wurden, so ist das Herz, dies innerste Heiligtum des Körpers, erst in den letzten Jahrzehnten gezielten Operationen zugänglich geworden. Der Herzmuskel, die Herzsepten und -klappen, liegen jetzt dem Zugriff des Chirurgen frei.

Vom pathophysiologischen Standpunkt her gesehen, besteht kein fundamentaler Unterschied zwischen dem Herz und irgendwelchen anderen Teilen des Körpers und die für andere Organe geltenden Prinzipien sind auch auf das Herz anwendbar. Chirurgische Eingriffe fallen entweder in die Gruppe palliativer oder korrektiver Operationen. Auf Grund der besonderen Eigenschaften des Herzens und der Tatsache, daß Leben nur bei anhaltender Blutzufuhr zu allen Geweben fortbestehen kann, mußten besondere Operationsverfahren entwickelt werden. Allgemein gesehen, lassen sich solche Operationen einteilen in „Eingriffe am geschlossenen Herzen" (womit die Chirurgie am schlagenden Herzen ohne Unterbrechung der Pumpfunktion gemeint ist) und in „Eingriffe am offenen Herzen" (d. h. Operationen bei temporärer Unterbrechung der Herzfunktion). Die Periode des sicheren Operierens ist bei Anwendung des letzteren Verfahrens nur eine sehr begrenzte, wenn auch der verfügbare Zeitraum unter Zuhilfenahme spezieller Maßnahmen, wie z. B. der Hypothermie, künstlich verlängert werden kann.

Die Korrektur der meisten Fehler erfordert einige Zeit, so daß Maßnahmen zur Kreislaufumgehung zwecks Ausschluß des Herzens aus der Zirkulation und zur mechanischen Kreislaufunterhaltung entwickelt werden mußten. Diese Methoden räumen dem Chirurgen die nötige Zeit für ein ruhiges Arbeiten und eine adäquate Darstellung des Befundes ein. Oft stehen mehrere Operationsverfahren zur Verfügung; manchmal ist es vorteilhaft, einen Palliativeingriff als temporäre Maßnahme durchzuführen, um den Patienten über eine Gefahrenzeit hinwegzubringen, bis dann zu einem späteren Zeitpunkt die endgültige Korrektur als Elektivoperation durchgeführt werden kann.

Idealerweise sollten Korrektureingriffe eine vollständige Wiederherstellung des Normalzustandes erzielen. Leider liegen jedoch häufig multiple Defekte vor, so daß sich nur eine partielle Korrektur erreichen läßt. Nur eine oder einige der vorhandenen Anomalien können beseitigt werden. Palliation oder partielle Korrektur lassen sich häufig nur auf Kosten der Erzeugung eines zusätzlichen Kreislaufdefektes erzielen. Ein typisches Beispiel dafür ist die Fallotsche Tetralogie. Bei manchen Patienten ist eine vollständige Korrektur möglich, bei anderen bleibt ein gewisser Grad der pulmonalen Kreislaufbehinderung bestehen, so daß sich nur eine partielle Korrektur erreichen läßt und bei wieder anderen Kranken muß zur Beseitigung des Strömungshindernisses eine Pulmonalinsuffizienz in Kauf genommen werden. Palliativmaßnahmen wie die Shunt-Operation, erzeugen die zusätzliche Anomalie einer systemisch-pulmonalen Fistel.

Bei der Einteilung der zur Zeit dem Chirurgen zugänglichen angeborenen Mißbildungen ist eine gewisse Überschneidung unvermeidlich.

1. Korrektive geschlossene Herzchirurgie:

    a) offener Ductus arteriosus;
    b) Aortenisthmusstenose;
    c) Gefäßringe;
    d) arterio-venöse Fistel;
    e) verschiedene Erkrankungen.

2. Korrektive offene Herzchirurgie:

    a) Vorhofseptumdefekt;
    b) Ventrikelseptumdefekt;
    c) Pulmonalstenose;
    d) Kombinationen von Pulmonalstenose mit Septumdefekten;
    e) Endokardkissendefekt;
    f) einige der Klappenerkrankungen;
    g) abnorme Lungenvenenverbindungen;
    h) Aneurysma der Sinus Valsalvae;
    i) aorticopulmonales Fenster;
    j) verschiedene Erkrankungen.

3. Palliative geschlossene Herzchirurgie:

    a) Shunt-Operationen;
    b) Einengung der Pulmonalis durch Bändelung;
    c) Schaffung eines Vorhofseptumdefektes;
    d) künstliche Herzreizung bei Herzblock.

4. Palliative offene Herzeingriffe:

    a) Beseitigung von intraventrikulärer Obstruktion;
    b) einige Erkrankungen der Herzklappen.

5. Eingriffe im Entwicklungsstadium:

    a) Transposition der großen Gefäße;
    b) Klappenersatz.

Von größter Bedeutung für die richtige Planung jedes Herzeingriffes ist eine sorgfältige präoperative Diagnose. Eine präzise anatomische und hämodynamische Abklärung ist wünschenswert, unabhängig davon, wie erfahren der Chirurg ist, in welchem Maße er seine Operationstechnik den verschiedenen Bedingungen anpassen kann, unabhängig auch davon, wie groß seine Fähigkeit sein mag, mit Überraschungen umzugehen. Oft ist nur eine volle klinische Untersuchung mit Elektrokardiographie und Röntgendiagnostik alleine erforderlich — besonders bei geschlossenen Herzoperationen. Für die Durchführung offener Herzeingriffe dürfte die Herzkatheterisation allgemein notwendig sein. Sie ist immer wünschenswert und, soweit entsprechende Laboratoriumseinrichtungen vorhanden sind, mit einer zu vernachlässigenden Letalität und Morbidität belastet.

Eine selektive Angiokardiographie sollte stets zusammen mit der Katheterisierung durchgeführt werden und ein Angiogramm des linken Ventrikels ist oft die brauchbarste Untersuchung. Wir bevorzugen die Angiographie in zwei Ebenen, um die anatomischen Verhältnisse genau darzustellen und die Kineangiographie für das Studium der Funktion — besonders wertvoll, wenn Kreislaufkurzschlüsse vorhanden sind. In der folgenden Diskussion wird auf diese speziellen Untersuchungsmethoden nur im beschränkten Umfang eingegangen werden. Der an Einzelheiten interessierte Leser sei auf die heute verfügbaren speziellen Monographien verwiesen.

Die fetale Zirkulation und die Kreislaufanpassung nach der Geburt

Im Fetalleben sind die Lungen feste, luftleere Gebilde. Wie beim Erwachsenen pumpt das Herz Blut durch die Widerstandsgefäße (Arteriolen) ins Gewebe. Arterialisiertes Blut von der Placenta erreicht das rechte Atrium über die untere Hohlvene und wird durch ein Klappenventil über das Foramen ovale dem linken Vorhof, dem linken Ventrikel und der Aorta zugeleitet — von hier gelangt es in erster Linie zum Hals, zum Kopf und den oberen Extremitäten und in geringerem Maße zur descendierenden Aorta. Blut aus der oberen Hohlvene, durchmischt mit dem Zustrom der unteren, tritt in das rechte Atrium ein und fließt durch die Tricuspidalklappe zum rechten Ventrikel, den Lungenarterien und über den Ductus zur descendierenden Aorta. Die pulmonalen und systemischen Arterien liegen daher in direkter Serie und werden vom selben Druck perfundiert; anders ausgedrückt, versorgt die Aorta die pulmonalen und peripheren Arterien. Die Struktur der Pulmonalarteriolen unterscheidet sich wenig von derjenigen der peripheren Arteriolen. Der Blutdurchfluß durch die Lungen zum linken Vorhof ist daher während des Intrauterinlebens bescheiden.

Fundamentale und tiefgreifende Veränderungen geschehen unmittelbar nach der Geburt. Mit den ersten wenigen Atemzügen findet die Lungenausdehnung statt, das Lungengefäßbett öffnet sich und wird mit jedem folgenden Atemzug weiter. Die Durchblutung der Lungen nimmt sofort zu, das linke Atrium füllt sich und als Folge steigt der Druck im linken Vorhof. Dies verschließt das Ventil des Foramen ovale, so daß die beiden Vorhöfe getrennt sind. Die glatte Muskulatur der Pulmonalarterien, wie die der Systemgefäße, reagiert auf den intraluminalen Druck. Indem der Druck in den Lungenarterien fällt, entspannt sich die glatte Muskulatur, so daß es zu einem progredienten Druckabfall und einem weiteren Absinken der Muskelspannung kommt. Dieser Vorgang wird durch den Verschluß des Ductus Botalli begünstigt, der die Trennung des rechten vom linken Herzkreislauf abschließt.

Nach der Geburt entspannen sich die dickwandigen intrapulmonalen Widerstandsgefäße zunehmend und ihre Involution beginnt. Innerhalb von etwa drei Monaten haben sich die Pulmonalgefäße von einem System kleinlumiger, dickwandiger Kanäle zu einem System weiter, dünnwandiger Gefäße verwandelt. Während sich die Druckarbeit des rechten Ventrikels vermindert, ändert sich auch die Ventrikelmuskulatur, wenn es auch einen langen (in Jahren zu bemessenden) Zeitraum dauert, bis der rechte Ventrikel, der zum Zeitpunkt der Geburt mindestens die Größe des linken besitzt, auf weniger als die Hälfte der Größe des linken zurückgeht.

Wenn Kommunikationen zwischen systemischer und pulmonaler Zirkulation bestehen bleiben, ist die normale Sequenz der Ereignisse gestört. Dies läßt sich am besten am Beispiel des offenen Ductus arteriosus nachweisen. Hier bestimmt die Größe der Kommunikation den pathophysiologischen Ablauf. Bei kleinem Defekt ist der Shunt zu gering, um die natürliche Involution der pulmonal-arteriellen Gefäßwand zu beeinflussen. Andererseits begegnet man dann, wenn der Defekt groß genug ist, um dem Blutdurchtritt keinen Widerstand entgegenzusetzen, einem von drei möglichen Verläufen. Erstens kann sich der fetale Widerstand überhaupt nicht ändern, mit dem Resultat gleicher Widerstände in System- und Pulmonalkreislauf ohne Shunt. Im Laufe der Zeit neigt der Lungengefäßwiderstand dazu, anzusteigen, so daß ein Rechts-links-Shunt mit Cyanose entsteht. Im zweiten Falle findet die normale rasche Involution der Lungenarterien statt, so daß es zu einem riesigen Links-rechts-Shunt mit Todesfolge bei Lungenödem und Linksherzversagen kommt. Schließlich kann die Involution der Lungengefäße zunächst bei den Pulmonalarteriolen beginnen, sekundäre Widerstandsveränderungen entwickeln sich jedoch, so daß der Shunt zunehmend geringer wird. In seltenen Fällen nimmt der Widerstand in den Lungen laufend zu, mit der Folge eines Angleichs von pulmonalem und systemischem Widerstand und schließlich einer Shunt-Umkehr mit Cyanose.

Im Falle des Ventrikelseptumdefektes ist ein weiterer Anpassungsvorgang möglich. Eine Hypertrophie der Ausflußbahn des rechten Ventrikels und besonders der Crista supraventricularis erzeugt ein Strömungshindernis im rechten Ventrikel, so daß die Lungenarterien geschützt sind und die Involution vonstatten gehen kann.

In dieser Monographie sollen nur die häufigsten kongenitalen Fehler und ihre chirurgische Behandlung erörtert werden.

II. Offener Ductus Botalli

Der offene Ductus Botalli ist ein häufiger Fehler, der bei 16% aller in der Herzklinik des Groote-Schuur-Krankenhauses beobachteten Fälle von angeborener Herzkrankheit und bei 27% aller in dieser Klinik durchgeführten Herzoperationen vorhanden war [1]. Das weibliche Geschlecht war doppelt so häufig betroffen wie das männliche [2].

Alle neugeborenen Patienten haben einen offenen Ductus arteriosus. Dieser verschließt sich im allgemeinen während der ersten drei Stunden nach der Geburt, selten erst nach wenigen Tagen und vereinzelt zu späteren Zeiten während der Kindheit oder des Erwachsenenlebens. Im großen und ganzen bleibt ein Ductus, der sich während des frühen postnatalen Lebens nicht verschließt, offen, wenn er nicht chirurgisch verschlossen wird.

Der Ductus arteriosus kann als isolierter Defekt oder im Zusammenhang mit anderen Mißbildungen auftreten.

Isolierter, offener Ductus Botalli

Klinisches Bild

Das häufigste Erkennungsmerkmal eines isolierten, offenen Ductus arteriosus beim vollständig asymptomatischen Patienten ist das eines kontinuierlichen Herzgeräusches mit Schwirren im Pulmonalisgebiet und im ersten linken Intercostalraum (Abb. 1). Die interventrikuläre Verbindung ist klein und bietet dem Blutdurchtritt einen größeren Widerstand als das periphere Gefäßsystem, so daß keiner der beiden Ventrikel nennenswert belastet ist und keine Herzvergrößerung vorliegt. Das Elektrokardiogramm und die Röntgenuntersuchung sind normal; die Diagnose läßt sich auf Grund der Auskultation stellen. Das Risiko einer subakuten, bakteriellen Endokarditis ist signifikant und liefert die Hauptindikation zum chirurgischen Eingreifen.

Eine Vielzahl von Herzleiden, die mit einem fortlaufenden Geräusch verbunden sind, müssen vom offenen Ductus unterschieden werden. Die wichtigsten unter ihnen sind venöse Strömungsgeräusche, aortico-pulmonales Fenster, Sinus-Valsavae-Ruptur, Anomalien der Coronararterien, arterio-venöse Fisteln (pulmonalen oder systemischen Ursprungs), Ventrikelseptumdefekt oder Mitralinsuffizienz mit Aortenregurgitation. Im ganzen sind Fehler in der Diagnose selten (1% in unserem Erfahrungsgut). Wenn das Geräusch in irgendeiner Weise atypisch erscheint (besonders, wenn seine maximale Intensität nicht im ersten und zweiten parasternalen Intercostalraum liegt), sollte man zur Herzkatherisation greifen.

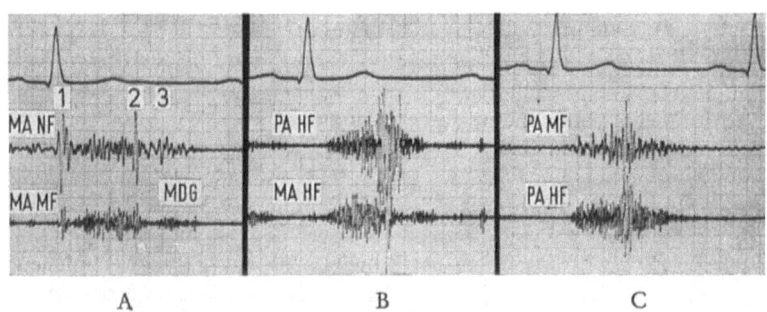

Abb. 1. A: Phonokardiogramm bei niedriger und mittlerer Frequenz im Mitralgebiet (MA). Die Strömungserhöhung durch die Mitralklappe erzeugt einen dritten Herzton und ein mittdiastolisches Geräusch (MDG). Das systolische Geräusch hat aus der Pulmonalgegend zur Mitralgegend ausgestrahlt. B: Synchrones, hochfrequentes Phonokardiogramm aus der Pulmonalgegend (PA) und Mitralgegend. Es zeigt sich das typische kontinuierliche Geräusch eines offenen Ductus arteriosus mit einem Anwachsen im Bereich des zweiten Herztones; das mitraldiastolische Geräusch an der Herzspitze unterscheidet sich völlig vom frühdiastolischen Geräusch in der Pulmonalgegend. C: Hoch- und mittelfrequentes Phonokardiogramm in der Pulmonalgegend. Es zeigt sich ein kontinuierliches Geräusch von hoher Frequenz in der Systole beginnend und während der Diastole fortbestehend

Wenn die Verbindung groß ist, stellen sich häufiger Symptome ein. Atemnot bei körperlicher Anstrengung und Ermüdbarkeit sind üblich, ebenso Infektionen der Luftwege. Die Größe des Shunt kann nicht nach der Lautstärke des fortlaufenden Herzgeräusches bestimmt werden. Ein kollabierender Puls weist auf einen großen Shunt hin, was durch die Feststellung eines vergrößerten, hyperaktiven linken Ventrikels und eines mittdiastolischen Herzspitzengeräusches bekräftigt wird (Abb. 1). Linksventrikuläre Vergrößerung kann oft durch Elektrokardiogramm und Röntgenuntersuchung festgestellt werden (Abb. 2), wobei links-atriale Hypertrophie und pulmonale Gefäßüberfüllung zum klinischen Bild beitragen.

Die Diagnose läßt sich ohne weiteres am Krankenbett stellen. Das einzige Problem ist der Ausschluß vergesellschafteter Defekte, wie z. B. ein Ventrikelseptumdefekt (s. S. 80).

Wenn die Kommunikation so groß ist, daß das Blut keinen Widerstand findet, so hängt das klinische Bild von der Größe des pulmonalen Gefäßwiderstandes ab. Ein riesiger Blutübertritt findet, besonders wenn ein kurzer und großer Ductus vorliegt, statt. Der Widerstand wird nicht nur vom Durchmesser, sondern auch von der Länge eines Rohres beeinflußt. Atemnot bei körperlicher Anstrengung, Ermüdbarkeit und (bei Kindern) Wachstumseinschränkung mit häufigen Luftwegsinfektionen und kardiogener Stauung werden angetroffen. Je höher der Lungengefäßwiderstand, um so geringer der Links-rechts-Shunt und um so geringer die klinische Symptomatologie. Solange das Herz-

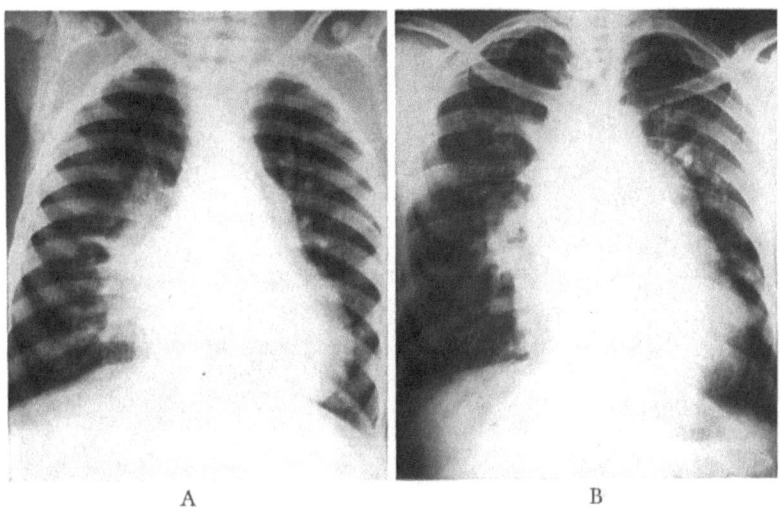

A   B

Abb. 2. A: Röntgenübersichten eines jungen Patienten mit großem offenem Ductus. Die Größenzunahme des Pulmonalishauptstammes und seiner Äste sowie die Blutüberfüllung der Lunge sind erkennbar. Die prominente Aorta weist darauf hin, daß ein offener Ductus und nicht ein Vorhof- oder Ventrikelseptumdefekt vorliegt. Die Kardiomegalie betrifft hauptsächlich den Ventrikel. B: Aortico-pulmonaler Fensterdefekt mit erheblicher Vergrößerung der Pulmonalarterien, hervorstehender Aorta und Lungenüberdurchblutung. Das Leiden läßt sich vom offenen Ductus nur mittels Herzkatheterisierung unterscheiden

geräusch über die Systole und Diastole hinaus anhält, läßt sich die Diagnose leicht stellen. Wenn der Shunt und damit das Geräusch auf die Systole beschränkt sind, läßt sich die Diagnose weniger leicht stellen. Ein offener Ductus sollte bei kollabierendem Puls in Betracht gezogen werden; bei geringstem Zweifel ist eine Herzkatheterisation indiziert.

Liegt ein hoher Lungengefäßwiderstand vor, so dominieren die Zeichen des pulmonalen Hypertonus im klinischen Bild, und schließlich wird der Lungengefäßwiderstand in systemischen Widerstand übergehen, so daß es zu Cyanose, besonders der unteren Extremitäten und der linken oberen Extremität, kommt. Das Vorhandensein eines pulmonalen Hochdrucks wird gewöhnlich bestätigt durch das Elektrokardiogramm und die Röntgenuntersuchung (Abb. 3).

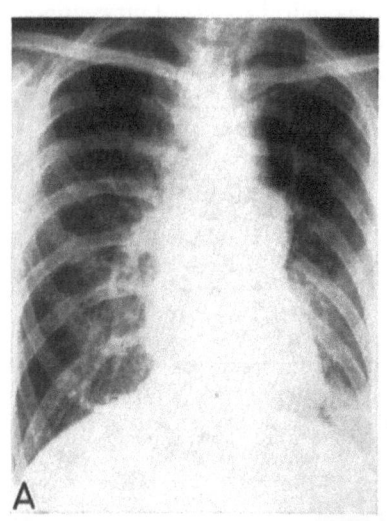
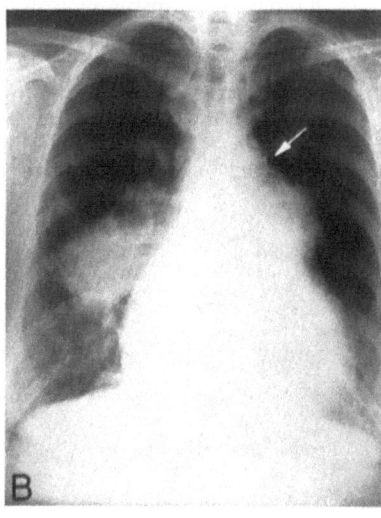
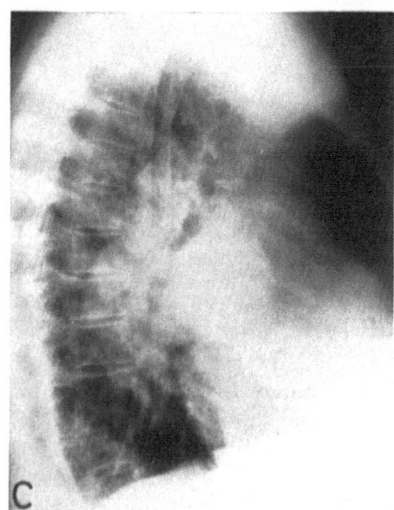

Abb. 3. A: Offener Ductus mit Shuntumkehr seit der Geburt bei einem mongoloiden Kind mit Eisenmenger-Syndrom. B u. C: Offener Ductus arteriosus mit erworbener pulmonaler Hypertonie bei einem Patienten, der schließlich unter den Zeichen eines Eisenmenger-Syndroms verstarb. Bemerkenswert sind die erhebliche Vergrößerung des Pulmonalhauptstammes und seiner Äste sowie die peripheren Gefäßabbrüche. Verkalkung des Ductus und der Pulmonalarterie sind mit einem Pfeil hervorgehoben

Offener Ductus im Kleinkindalter

Wie bereits in der Einführung erläutert, bietet ein großer offener Ductus im Kleinkindalter besondere Probleme bezüglich der Funktionseigenarten der Pulmonalarteriolen in den ersten postnatalen Lebenstagen. Wenn die Involution der Pulmonalarteriolen normal verläuft, entwickelt sich ein riesiger Links-rechts-Shunt und damit ein Herzversagen. Bei fehlender Involution kommt es zum Angleich des pulmonalen an den Systemwiderstand, und schließlich zu Cyanose. Der Untersuchungsbefund ist meist atypisch. Oft liegt ein systolisches Geräusch im Zusammenhang mit Zeichen eines Links-rechts-Shunt vor, wobei ein mittdiastolisches Herzspitzengeräusch besonders brauchbar ist und die große Pulsamplitude den wichtigsten Hinweis auf die Diagnose liefert. Eine Herzkatheterisierung läßt sich oft nicht umgehen, da das Leiden mit Ventrikelseptumdefekt, Endokardkissendefekt, Truncus arteriosus, gemeinsamem Ventrikel etc. verwechselt werden kann.

Offener Ductus arteriosus bei Patienten im mittleren und späteren Lebensalter

Der offene Ductus bietet bei diesen Kranken besondere Probleme durch das Vorhandensein von Verkalkungen im Ductus oder den Pulmonalarterien, so daß technische Schwierigkeiten beim chirurgischen Eingriff entstehen können (Abb. 3 b u. 4 a). Selten kommt es zu irreversiblen Veränderungen in den Lungengefäßen, welche zu Shuntumkehr, Cyanose und Herzversagen führen. In diesem Stadium ist das Leiden inoperabel geworden.

Komplizierter, offener Ductus arteriosus

Zusätzliche Defekte

Unter bestimmten Bedingungen, z. B. bei Pulmonalatresie ist der offene Ductus arteriosus lebensnotwendig, so daß strenge Operationsgegenindikation besteht.

Drei wichtige Leiden, welche häufig durch einen offenen Ductus arteriosus kompliziert werden, sind die Aortenisthmusstenose, der Ventrikelseptumdefekt und Gefäßringe. Die beiden erstgenannten werden andernorts diskutiert.

Der infizierte, offene Ductus arteriosus

Eine der größeren Gefahrenquellen eines offenen Ductus arteriosus ist die subakute, bakterielle Endokarditis. Es ist uns in allen Fällen gelungen, die Infektion durch Penicillintherapie unter Kontrolle zu bringen oder auszuheilen. Wir ziehen es vor, drei Monate nach Therapiebeginn abzuwarten, bis wir uns zum chirurgischen Eingriff entschließen. Kein Patient wurde bei vorhandener Infektion operiert, wenn auch Tubbs [3] einen Erfolg vor der Ära der Antibiotica beschrieben hat.

Nur in Ausnahmefällen kann ein chirurgischer Eingriff dann in Betracht kommen, wenn der Patient auf Antibiotica und Chemotherapie nicht anspricht; unter diesen Bedingungen käme eine einfache Ligierung des Ductus in Frage.

Operationsindikation

Ein chirurgisches Eingreifen kommt bei allen Patienten mit offenem Ductus und vorwiegenden Links-rechts-Shunt in Frage. Bei kleinem Defekt ist die Operation rein prophylaktisch, um die Entstehung einer subakuten bakteriellen Endokarditis zu verhüten, und elektiv.

Nur bei Vorhandensein einer hochgradigen pulmonalen Hypertension mit Wechselshunt entsteht das Problem, ob man chirurgisch vorgehen soll oder nicht. Unter diesen Bedingungen muß selbst nach erfolgter Katheterisation die Entscheidung während des Eingriffs gefällt werden, d. h. während der Probethorakotomie. Der Ductus wird abgeklemmt; wenn der Pulmonalisdruck entweder unverändert bleibt oder steigt, wird die Klemme entfernt und der Ductus offengelassen. Bei Abfall des Pulmonalisdruckes und unverändertem Systemdruck kann der Eingriff durchgeführt werden. Eine langsame Okklusion des Ductus über einen ausgedehnten Zeitraum hinweg ist empfohlen worden [4], jedoch hat sich diese Technik nicht allgemein durchgesetzt.

Asymptomatische Patienten mit kleinen Kommunikationen trifft man gelegentlich auch in höherem Lebensalter; diese sollten besser nicht operiert werden. Ein chirurgisches Eingreifen ist bei Kleinkindern nur dann indiziert, wenn der Ductus groß und die Symptome schwer sind, und wenn der Patient auf internistische Behandlung nicht angesprochen hat. Auf der anderen Seite kann die chirurgische Therapie lebensrettend sein und das Resultat entsprechend dramatisch. Da die klinischen Zeichen häufig atypisch sind, muß man an einen offenen Ductus arteriosus bei allen Kleinkindern mit großem Links-rechts-Shunt denken, die eine Wachstumseinschränkung zeigen. Das günstigste Alter für die Operation liegt zwischen 3 und 10 Jahren. Der Eingriff ist im allgemeinen sicher und einfach und sollte keine Todesfälle nach sich ziehen.

Die Chirurgie des offenen Ductus arteriosus

Der Ductus arteriosus liegt zwischen der Aorta, knapp distal des linken Subclavia-Ursprunges und der linken Lungenarterie, unmittelbar nach der Bifurkation der Lungenschlagader (Abb. 4). Sehr selten liegt der Ductus auf der rechten Seite, wobei er dann zwischen der Aorta und der rechten Pulmonalarterie verläuft [5].

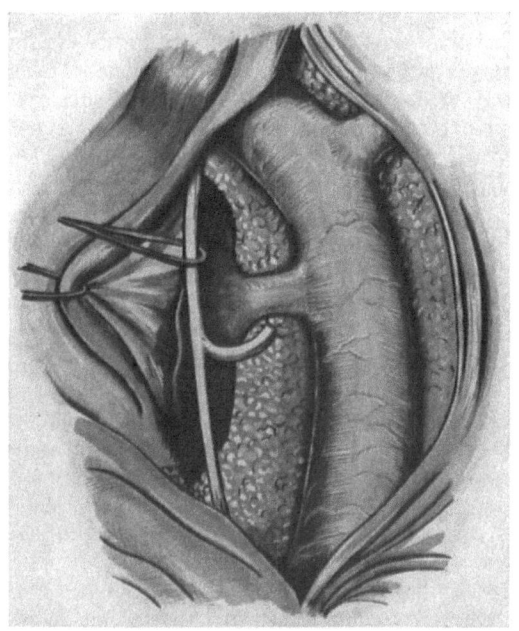

Abb. 4. Anatomie eines präparierten Ductus arteriosus. Der Vagus und die Umschlagsfalte des Herzbeutels sind nach medial abgezogen

Der Chirurg hat drei Zugangsmöglichkeiten zur Verfügung: Eine mediane Sternotomie, eine anterolaterale oder submammäre Incision [6, 7] oder eine posterolaterale Thorakotomie [8]. Die Mediansternotomie sollte nie der Zugang der Wahl sein und wird nur dann angewandt, wenn der Eingriff am Ductus Teil einer intrakardialen Operation unter extracorporaler Zirkulation ist. Bei dieser Incision wird der Ductus extrapleural dargestellt, wobei man zwischen der Konkavität des Aortenbogens und der linken Lungenarterie vorgeht. Weniger Muskulatur wird beim submammären Schnitt durchtrennt, so daß dieses Vorgehen weniger traumatisch und zeitraubend ist als der posteriore Zugang. Da der Ductus aber hinten liegt, ist er durch einen anterioren und selbst einen anterolateralen Zugang schlechter zugänglich. Die posterolaterale Incision behindert weniger und bietet eine bessere Darstellung, besonders wenn die Aorta kontrolliert werden soll — was schon beim unkomplizierten Ductus notwendig sein kann. Der Zugang der Wahl ist derjenige, der dem Chirurgen genügend Spielraum offen läßt, mit unerwarteten Zwischenfällen fertig zu werden. In unserer Klinik wurde eine posterolaterale Thorakotomie bei allen Patienten, die einer Operation wegen eines offenen Ductus Botallis unterworfen wurden, benutzt.

Der Patient wird in volle Seitenlage gebracht, die linke Seite des Brustkorbs liegt somit am höchsten. Keine spezielle Überwachung ist notwendig, nur bei sehr kranken Kleinkindern müssen venöser und arterieller Druck (durch Incision in der linken Leiste angeschlossen) und das Elektrokardiogramm laufend mitgeschrieben werden. Der linke Arm wird mit Hilfe des Narkosebügels unterstützt, welcher über dem Kopf des Patienten steht. Die Incision beginnt zwischen dem medialen Rand des Schulterblattes und den Querfortsätzen der Wirbelsäule und verläuft im Bogen um den Schulterblattwinkel unter die Brust bis zur Mammillarlinie. Den Trapezius und die Musculi rhomboidei durchtrennt und mobilisiert man, und das Schulterblatt sowie der posterolaterale Anteil der 4. Rippe werden dargestellt.

Mit dem Elektrokauter wird das Periost der Rippe incidiert und ihre Oberkante bei stumpfem Vorgehen entblößt, um das Rippenbett darzustellen. Die Rippe wird von der Brustwand mit scharfen Haken abgezogen und die Pleurahöhle durch das Rippenbett eröffnet. Die Lunge läßt sich sorgfältig nach abwärts und medial ziehen, so daß die Thoraxkuppel und der obere posteriore Anteil des linken Lungenhilus sichtbar werden.

Liegt eine erhebliche Kardiomegalie vor, so muß das Herz sachte zur Seite geschoben werden, um Störungen zu vermeiden. Beim schwerkranken Kleinkind ist es zweckmäßig, die Retraktion des Herzens alle 15 min zu unterbrechen, um dem Anaesthesisten Gelegenheit zu geben, die komprimierte Lunge einige Augenblicke lang zu beatmen.

Präparation des Ductus arteriosus

Die häufigste Ursache von Operationszwischenfällen liegt in einer unvollständigen Befreiung des Ductus von umgebendem Gewebe.

Nachdem linker Phrenicus und Vagus identifiziert sind, wird die mediastinale Pleura in der Gegend des stärksten Schwirrens incidiert. Meist ist dies oberhalb und hinter dem Hilus der Lunge. Die Lymphknoten dieser Gegend sind auf Grund vorhergegangener Luftwegsinfektionen oft vergrößert und gefäßreich. Fett und loses Bindegewebe werden unter größter Sorgfalt auf Hämostase abpräpariert, weil Sickerblutungen aus vielen kleinen Gefäßen ein sauberes Vorgehen stören. Der linke Vagus und der Recurrens werden nach Darstellung posteriorwärts abgezogen. Einige Vagusäste zur Lunge müssen oft durchschnitten werden.

Als nächstes beginnt als wahrscheinlich wichtigster Operationsakt die Präparation des offenen Ductus arteriosus. Scharfes Präparieren mit der Schere gibt die besten Ergebnisse; nur wenig Platz bleibt dabei für ein stumpfes Vorgehen. Der apicale Anteil des fibrösen Perikards erstreckt sich nach oben um die großen Gefäße herum und verschmilzt medial mit deren fibrösen Manschetten. Der Ductus ist daher mit einem Blatt fibrösen Perikards bedeckt, das bis zur Aorta reicht. Wenn die Ebene zwischen fibrösem Perikardanteil und Ductuswand selbst benutzt wird, ergeben sich wenig Schwierigkeiten der Präparation. Auf der Seite der Lungenarterie wird durch die Dissektion ein Ausläufer des serösen Perikards sichtbar; diese Tasche des Perikardsackes wird freipräpariert und nach medial zurückgeschlagen (Abb. 5). Dabei hüte man sich, den Sack zu eröffnen, da dies die falsche Trennebene wäre und ein Auslaufen der Perikardflüssigkeit das weitere Vorgehen behindert.

Die oberflächliche obere und untere Grenze der Aorta und der Pulmonalis sowie das umliegende Gebiet werden ihrer fibrösen Bedeckung beraubt. Der Ductus kann nun von darunterliegenden Strukturen abgehoben werden. Dies geschieht am besten, indem man den Ductus mit einem Baumwollbändchen umfährt, an dem gezogen werden kann, so daß das Abpräparieren tieferer Strukturen vereinfacht ist.

Unterbrechung des Blutstroms im Ductus

Nach vollständiger Mobilisierung und Darstellung der im Operationsgebiet liegenden Anteile von Aorta und Lungenarterie wird der Ductus entweder durch Ligierung oder Abklemmung mit Durchtrennung verschlossen. Ob Ligierung oder Durchtrennung mit Naht vorzuziehen ist, bleibt strittig. In der ursprünglichen Beschreibung dieser Operation verwendete GROSS einfache Ligierung, um diese Technik jedoch auf Grund von Rezidiven zugunsten von Durchtrennung und Übernähung aufzugeben [6, 7, 10]. Unter Verwendung einer modifizierten Unterbindungstechnik gelangen BLALOCK sehr gute Ergebnisse, so daß er der Meinung war, daß die Durchtrennung des Ductus mit einem unnötigen Blutungsrisiko einhergehe — einer höheren Gefährdung, als wenn der Ductus nur unterbunden worden wäre [9]. Beide Methoden führen zu hervorragenden Ergebnissen, wenn sie entsprechend durchgeführt werden, was von der Erfahrung und der vorzugsweisen Technik des einzelnen Chirurgen abhängt [10—12].

Die Unterbindung wird in unserer Klinik wegen der Rezidivgefahr nicht mehr durchgeführt. Der Ductus wird immer durchtrennt und übernäht mit Ausnahme bei Vorgehen durch eine mediane Sternotomie. Morbidität und Mortalität haben sich hierdurch nicht erhöht.

Durchtrennung des offenen Ductus arteriosus

Wenn der Ductus in seiner ganzen Länge dargestellt ist, wird er mit einer gebogenen Klemme angehoben. Nach Abschieben des Vagus und des Recurrens wird eine Klemme an den Ductus so nahe der Aorta als irgend möglich angesetzt. Da die Branchen der Klemme gezähnelt sind, darf diese nicht in halbgeschlossenem Zustand über den Ductus geschoben werden, da sie wie eine Säge einschneiden würde. Die Klemme muß mit weit offenen Branchen angelegt und erst am richtigen Ort geschlossen werden. Nach Anlegung wird die Klemme sorgfältig daraufhin untersucht, ob nicht anderes Gewebe mit erfaßt worden ist, besonders im tieferen Präparationsgebiet. Nach Klemmenverschluß

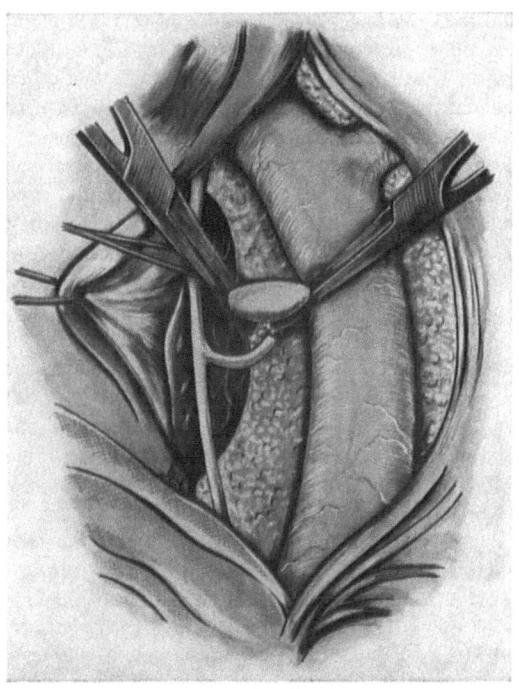

Abb. 5. Vor Durchtrennung werden Klemmen an das aortale und pulmonalarterielle Ende des Ductus angelegt

sollten sich die Branchen nicht überschneiden. Wenn diese Punkte unbeachtet bleiben, können sich die verschlossenen Enden des Ductus zurückziehen und aus der Klemme rutschen, so daß eine katastrophale Blutung erfolgt.

Die gebogene Klemme wird aus ihrer Lage unter dem Ductus entfernt. Die Klemme auf der aortalen Seite wird hart gegen die Aorta gepreßt, so daß der Ductus unter Spannung steht und sein pulmonales Ende zeltförmig hochgezogen wird. Eine zweite Klemme wird dann an den ausgezogenen Teil der Lungenarterie gelegt. Diese Methode des

Längengewinns an der Lungenarterie verlängert den Ductus um einige zusätzliche Millimeter. Die zweite Klemme wird mit derselben Sorgfalt angelegt, wie dies oben beschrieben ist (Abb. 5).

Beide Klemmen werden nun parallel zueinander gehalten und der Ductus Stück für Stück durchtrennt, wobei man die Schnittenden mit 5-0-Seidennähten fortschreitend übernäht (Abb. 6). Die Klemmen sollten zu keiner Zeit unter Zug geraten; im Gegenteil sollten sie gegen die Pulmonalis und Aorta gedrückt werden. Dieses Vorgehen der

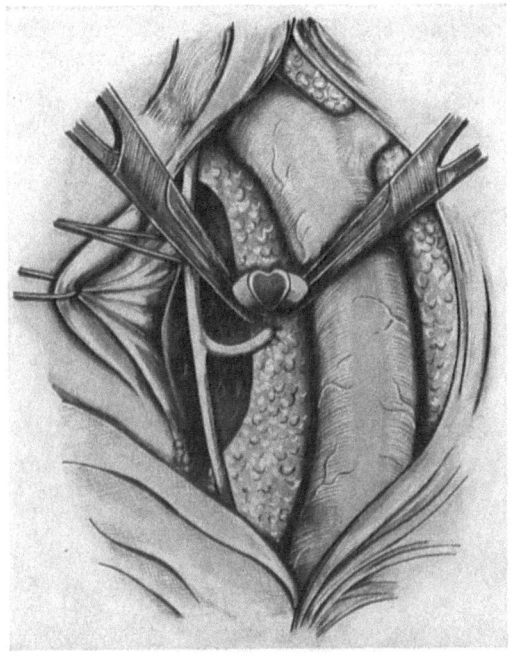

Abb. 6. Der Ductus arteriosus ist noch nicht vollständig durchtrennt, wodurch ein Abrutschen der Schnittenden vermieden wird

Durchtrennung und Übernähung eines Ductus ist die dritte Sicherheitsmaßnahme, die zur Vermeidung einer Retraktion der Schnittenden getroffen wird. Letztere Komplikation kann leicht in der Tiefe entstehen, wenn der Ductus mit einem einzigen Schnitt durchtrennt wird.

Nach erfolgter Übernähung der Schnittflächen (Abb. 7) wird eine Seidentabaksbeutelnaht der Stärke 2- oder 3-0 auf der Pulmonalseite zwischen Klemme und Pulmonalis gelegt (Abb. 8). Die Naht wird mit Entfernung der Klemme festgezogen, um lästige Blutungen aus den übernähten Enden zu vermeiden. Die Klemme wird während des Anziehens der Tabaksbeutelnaht langsam abgenommen und nur bei weitgeöffneten Branchen entfernt. Das aortale Ende wird ebenso ligiert. Diese Ligatur sollte mit besonderer Sorgfalt angelegt werden, wenn die Schnittenden des Ductus weit und sehr kurz sind.

Technik der Ligierung des offenen Ductus arteriosus

Der offene Ductus arteriosus muß mit einem festen nichtresorbierbaren Faden doppelt oder dreifach ligiert werden. Diese Technik empfehlen wir nur, wenn das Vorgehen durch Mediansternotomie eine Ductusdurchtrennung gefährlich macht.

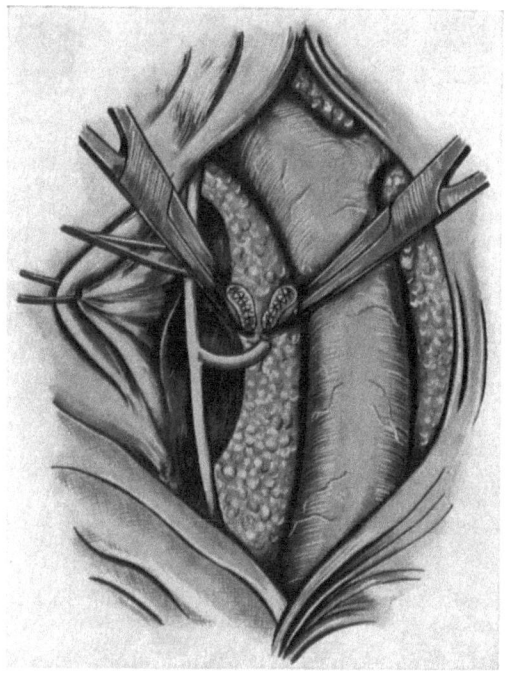

Abb. 7. Die Schnittenden des Ductus arteriosus werden übernäht

Wird der Ductus durch eine mediane Sternotomie angegangen, so muß er dargestellt und mit einer Ligatur umfahren werden. Diese wird dann während des offenen Herzeingriffes verschlossen. Am Ende der intrakardialen Operation wird die Herz-Lungenmaschine momentan abgestellt, um den Druck innerhalb des Ductus und der großen Gefäße zu vermindern, worauf der Ductus doppelt ligiert werden kann. Dies verhindert ein Durchschneiden des Fadens durch das pralle Gefäß.

Versorgung des atypischen Ductus bei partiellem Bypass

Unter bestimmten Bedingungen kann sich die Anlegung von Klemmen an der pulmonalen und aortalen Seite des Ductus als schwierig oder gar gefährlich erweisen. Besondere Probleme bieten Kranke mit sehr kurzem Ductus (vom sog. „Fenstertyp"), ältere Patienten mit Ductusverkalkung und schließlich solche mit vorausgegangenen chirurgischen Eingriffen in der Umgebung des Ductus.

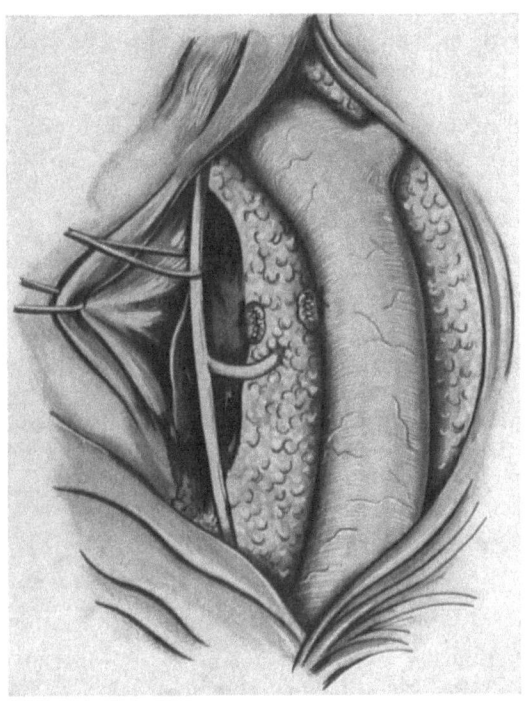

Abb. 8. Am Schluß einer Durchtrennung und Unterbindung des offenen Ductus arteriosus werden Tabaksbeutelnähte zur Verstärkung des fortlaufenden Nahtverschlusses der Stümpfe angelegt

In solchen Fällen sollte man eine sorgfältige Präparation des Ductus unterlassen. Stattdessen muß das Aortensegment, aus dem der Ductus entspringt, freigelegt werden, so daß es durch eine proximale und distale Klemme verschlossen werden kann. Unter Verwendung eines Umgehungskreislaufs vom li. Vorhof zur Femoralarterie wird dann dieser Aortenabschnitt isoliert und eine Klemme zunächst nur an das Pulmonalisende des Ductus angelegt. Der Ductus wird nun von der Aorta abgeschnitten; wenn nötig, excidiert man ihn dabei aus der Aortenwand. Um eine Verengung zu vermeiden, vernäht man den Aortendefekt quer. Das pulmonale Ende des Ductus kann mittels der oben beschriebenen Technik versorgt werden. Dieses Vorgehen hat sich als sichere Verschlußmethode bei schwierigem Ductus bewährt.

Verschluß des Brustkorbs

Das durch die Präparation entblößte Gebiet wird mit mediastinaler Pleura bedeckt. In die Pleurahöhle legt man eine Drainage, und der Brustkorb wird in üblicher Weise verschlossen. Das Drainagerohr ist unter Wasser abzuleiten oder an Absaugung zu nehmen. Man läßt es gewöhnlich für 24 Std an seinem Ort, um eine Ansammlung von Pleuraflüssigkeit sowie spätere Aspirationen des Brustkorbs zu vermeiden.

Postoperative Behandlung

Im ganzen ist keine besondere postoperative Behandlung erforderlich. Handelt es sich um Patienten mit häufigen präoperativen Lungenaffekten, so kommen sie ins Sauerstoffzelt, wodurch eine kühle, sauerstoffreiche Atmosphäre geschaffen wird. Eine antibiotische Therapie ist gewöhnlich nicht erforderlich. Antibiotica werden nur verabreicht, wenn pulmonale Komplikationen drohen. Selten entwickelt sich postoperativ ein systemischer Hypertonus; die Behandlung dieser Komplikation ist im Abschnitt „Aortenisthmusstenose" (S. 41) behandelt.
In der Regel darf der Patient nach 5 Tagen aufstehen und verläßt das Krankenhaus 10 Tage nach der Operation.

Operationsergebnisse

Die Operation des offenen Ductus arteriosus wird im allgemeinen als prophylaktischer Eingriff durchgeführt, so daß der Eingriff nur bei praktisch zu vernachlässigendem Operationsrisiko gerechtfertigt erscheint. Symptomatische Patienten leiden gewöhnlich an großen Kommunikationen mit erheblichem Links-rechts-Shunt oder an nennenswertem pulmonalem Hochdruck. Der ungünstige Verlauf der Erkrankung rechtfertigt das erhöhte Operationsrisiko.
Über 230 Patienten mit unkompliziertem offenem Ductus arteriosus, in allen Lebensaltern, vom Kleinkindalter bis zum 59. Lebensjahr, sind in unserer Klinik operiert worden. Ein Viertel dieser Kranken war vier Jahre alt oder jünger. Ursprünglich beschränkten wir uns ausschließlich auf die Ligierung des Ductus. Diese Technik wurde jedoch wegen Persistierens oder Wiederauftretens des Maschinengeräusches bei einer Anzahl von Patienten, selbst solchen mit kleinem Ductus, wieder auf-

gegeben. Während der letzten 8 Jahre haben wir jeden Ductus durchtrennt und übernäht (60%/o der Patienten), ohne daß Morbidität oder Letalität angestiegen wären. 6 Hospitaltodesfälle waren zu verzeichnen, davon drei wegen unstillbarer Blutung bei stark symptomatischen Adoleszenten mit sehr großer Kommunikation, eine wegen postoperativer Arrhythmie und ein weiterer Todesfall als Folge eines persistierenden, schweren pulmonalen Hochdruckes.

Nennenswerte Restgeräusche nach Ductus-Durchtrennung ließen sich auf begleitende Herzdefekte zurückführen, nämlich auf Pulmonalstenose (valvulär oder pulmonal-arteriell), Ventrikelseptumdefekt, Pulmonalinsuffizienz und Mitral- oder Aortenklappenerkrankung. Die Mehrzahl dieser Herzgeräusche beruhte auf zusätzlichen kongenitalen Mißbildungen; in einigen Fällen entstanden sie jedoch als Folge von Schüben einer bakteriellen Endokarditis.

Bei vollständig asymptomatischen Patienten kam es zu keiner subjektiven oder objektiven Veränderung nach dem Eingriff. Symptomatische Patienten erfuhren dagegen immer eine Besserung, und bei Kleinkindern war die Besserung durchschlagend, wobei Wachstum und Gewicht deutlich zunahmen.

Ein postoperativer, systematischer Hochdruck bot niemals Schwierigkeiten. Nur bei einem Patienten entstand eine Lähmung des li. Nervus recurrens als intraoperative Verletzungsfolge. Über postoperative Aneurysmen des Ductus nach Ligierungen und bakterielle Endokarditis ist berichtet worden. Diese Komplikation bietet ein schwieriges chirurgisches Problem, das am besten bei partiellem Bypass angegangen wird. Wir haben lediglich zwei große Aneurysmen der Pulmonalarterie beobachtet, die durch eine präoperative subakute bakterielle Endokarditis hervorgerufen waren; Ligierung des Ductus ergab bei diesen Patienten ein hervorragendes Ergebnis mit vollständiger Wiederherstellung des Normalzustandes.

III. Aortenisthmusstenose (Coarctation der Aorta)

Bei dieser Erkrankung findet man eine lokalisierte oder diffuse Verengung der Aorta, meist angeborenen Ursprungs. Die Aortenisthmusstenose machte 6%/o des Krankengutes der kongenitalen Vitien aus, die in der Herzklinik des Groote-Schuur-Hospitals beobachtet und 8%/o aller angeborenen Herzleiden, die in unserer Klinik operiert wurden [1, 2]. Das männliche Geschlecht war häufiger betroffen als das weibliche. Das Verhältnis betrug 2 bis 3 : 1.

Die Aortenisthmusstenose kann isoliert oder im Zusammenhang mit anderen Herzdefekten auftreten. Das klinische Bild hängt ab von der Größe des eingeengten Lumens, dem Ort der Stenose, ihrer Länge und dem Vorhandensein zusätzlicher Defekte.

a) Grad der Lumeneinengung
Wenn die Aorta nicht um mehr als ein Drittel ihrer Normgröße verengt ist, fehlen hämodynamische Störungen. Eine weitere Einengung hat Hypertension proximal der Lumeneinengung und Hypotension distal davon zur Folge. Gewöhnlich ist die Aorta bis zu einem Lumen von 0,5—2 mm Durchmesser verengt, weniger häufig vollständig verschlossen. Offensichtlich kann der Durchfluß durch die Verengung die Zirkulation der unterhalb der Isthmusstenose liegenden Körperregionen nicht unterhalten. Die Durchblutung hängt fast ausschließlich vom Vorhandensein einer Kollateralzirkulation ab. Die Aortenverengung erzeugt Turbulenz und Geräusche, wobei diese um so lauter und anhaltender werden, je kleiner die Durchtrittsöffnung ist. Bei komplettem Verschluß werden Geräusche durch die Kollateralgefäße erzeugt.

b) Lokalisation und Länge des verengten Segmentes
Diese bestimmen Ort und Größe der Kollateralen. Bei der großen Mehrzahl der Patienten liegt die Striktur etwa auf Höhe der Ductuseinmündung oder etwas oberhalb bzw. unterhalb davon, so daß sich Kollateralen von der Arteria carotis communis und den Arteriae subclaviae ausbilden. Der Ductus arteriosus ist dabei normalerweise verschlossen. Wenn die Verengung die linke Arteria subclavia mitergriffen hat, entwickeln sich Kollateralen nur von der Carotis und der rechten Arteria subclavia aus.

Selten findet sich die Coarctation in der thorakalen Aorta, wobei die Kollateralen nur den unteren Intercostalgefäßen entstammen. Wenn die Coarctation in der abdominalen Aorta liegt, entspringen die Kollateralen noch distaler. Multiple Verengungen und Coarctationen an ungewöhnlichen Stellen sind meist nicht angeborenen Ursprungs [13].

Meist ist die Coarctation streng lokalisiert, aber gelegentlich kann eine Strecke von mehreren Zentimetern betroffen sein. Dies geschieht besonders dann, wenn die Aorta oberhalb der Einmündungsstelle des Ductus arteriosus verengt ist.

Die hämodynamischen Folgen der Verengung sind nicht allein vom Grade der Lumenverlegung abhängig, sondern werden auch von der Länge des eingeengten Segmentes bestimmt. Bei einer lokalisierten Obstruktion besteht eine direkte Beziehung zwischen Durchfluß und Durchtrittsöffnung. (Toricellisches Gesetz:

$$A = \frac{F}{\sqrt{G}} \quad \text{oder} \quad F = A \times \sqrt{G}).$$

Wenn die Verengung auch eine Längenausdehnung besitzt, ist der Durchfluß abhängig vom Quadrat der Durchtrittsfläche. (Pouiseuillesches Gesetz:

$$A^2 = \frac{F \times L}{G} \quad \text{oder} \quad F \times L = A^2 \times G).$$

Eine lange enge Isthmusstenose kann daher eine ebenso große Flußbehinderung bedeuten wie ein Diaphragma mit einem nadelstichgroßen Loch.

c) Zusätzliche Defekte

1. Offener Ductus arteriosus: Dieser ist der häufigste und wichtigste Begleitdefekt. Die Lagebeziehung von Coarctation und offenem Ductus ist von grundsätzlicher Wichtigkeit. Der häufigste Befund ist die distal des Ursprungs des Ductus liegende Aortenisthmusstenose (postductale Coarctation — Erwachsenentyp). Seltener ist die Coarctation proximal des Ductusursprungs, die man gewöhnlich beim Kleinkind antrifft (präductale Coarctation — Kleinkindtyp). Die hämodynamischen Folgen hängen vom pulmonalen Gefäßwiderstand und der Ductusgröße ab. Ist der Ductus klein, so erzeugt er wenig hämodynamische Wirkungen und der Shunt ist von der Aorta zur Pulmonalis gerichtet. Bei großem Ductus und wenig erhöhtem Lungengefäßwiderstand (wie dies gewöhnlich bei der postductalen Coarctation der Fall ist) wird Blut von der Aorta in das Lungengefäßbett gepumpt. Die Kollateralzirkulation entwickelt sich wie bei der unkomplizierten Isthmusstenose. Ist der Ductus weit offen und der pulmonale Gefäßwiderstand fällt ab, so entsteht mit der normalen Involution der Pulmonalarteriolen ein riesiger Links-rechts-Shunt mit der Folge von Lungenstauung und Herzversagen. In den seltenen Fällen eines persistierenden, hochgradigen, pulmonalen Hochdruckes, kommt es zum Rechts-links-Shunt, und das klinische Bild entspricht einer hochgradigen pulmonalen Hypertension.

Bei postductaler Isthmusstenose, besonders nach dem Kleinkindalter, ist der Blutfluß gewöhnlich immer noch von der Aorta zur Lungenarterie gerichtet. Wenn der Lungengefäßwiderstand besonders bei Kleinkindern hoch liegt, wenn die Aorta oberhalb des Ductuseintrittes vollständig verschlossen ist, oder wenn schließlich, wie so häufig, eine ausgedehnte Stenose vorliegt, werden die unteren Extremitäten vom rechten Ventrikel her versorgt, so daß es zu Cyanose der Beine, erhöhtem Auswurfvolumen des rechten Ventrikels und zur raschen Ausbildung von Rechtsherzversagen kommt. Ein Herzversagen bei Isthmusstenose während der ersten Lebenswochen beruht meistens auf dieser Kombination.

2. Bicuspidale Aortenklappe: Diese liegt häufig im Zusammenhang mit einer Aortenisthmusstenose vor. Obgleich bicuspidale Klappen normalerweise dicht schließen, besteht über die Jahre hinweg eine Neigung zur Verkalkung, so daß eine progressive Aortenstenose entsteht. Eine Aortenstenose mit oder ohne Insuffizienz bei Coarctation weist gewöhnlich auf das Vorhandensein einer zweizipfeligen Klappe hin.

3. Anomalien der Aorta: Aortenerkrankungen sind häufig mit einer Isthmusstenose vergesellschaftet, wie zum Beispiel Aortenhypoplasie,

Dilatation und Aneurysmabildung, Aneurysma der Aortensinus mit Klappenringdilatation und Aorteninsuffizienz. Die Veränderungen ähneln denjenigen des Marfansyndroms. Anomalien der großen Aortenbogengefäße erzeugen häufig ungleiche Drücke in den beiden Armen. So entspringt zum Beispiel die rechte Arteria subclavia manchmal distal der Isthmusstenose, so daß der Blutdruck im rechten Arm niedriger liegt als im linken. Das Vorhandensein eines systemischen Hypertonus kann daher übersehen werden, wenn der Blutdruck am rechten Arm allein gemessen wird.

4. Die Aortenisthmusstenose wird häufig durch andere, oft schwerwiegende Defekte kompliziert, wobei es besonders bei präductaler Stenose zu rasch fortschreitendem Herzversagen kommen kann. Transposition der großen Gefäße, gemeinsamer Ventrikel, Endokardkissendefekt und Fibroelastose sind häufige Begleitleiden. Eine sehr wichtige Kombination ist diejenige von Ventrikelseptumdefekt, Aortenisthmusstenose und offenem Ductus arteriosus (s. S. 27).

Klinisches Bild

Da die Aortenisthmusstenose beim Kleinkind ein ganz besonderes Bild bietet, ist es zweckmäßig, diesen Abschnitt in eine Diskussion der klinischen Erscheinungen von a) Patienten über einem Lebensjahr und b) solche unter einem Jahr zu unterteilen.

a) Isthmusstenose bei Patienten von mehr als einem Lebensjahr

Die meisten Kranken sind vollständig asymptomatisch, so daß die Erkrankung bei Routineuntersuchungen entdeckt wird. Mit zunehmendem Alter stellen sich Folgesymptome der Hypertension sowie vergrößerte Kollateralgefäße, Aorten- und Aortenklappenleiden ein. Claudicatio intermittens der Beine ist höchst verdächtig, obgleich die Patienten oft Sport treiben. Der charakteristische Körperbau zeigt wohlentwickelte, muskulöse und kräftige obere Extremitäten bei dünnen, spindeligen Beinen.

Symptome entstehen aus Komplikationen von seiten des Herzens, der Aorta oder der Hirngefäße. Die üblichen Symptome des Herzversagens, d. h. Belastungsdyspnoe, Stauung und Angina pectoris, sind eine Folge von begleitender Aortenklappenerkrankung, Hochdruck und Coronargefäßerkrankung. In etwa einem Fünftel der Fälle muß man mit einer Ruptur oder einer Dissection der Aorta rechnen. Poststenotische und oft verkalkte Aneurysmen der Aorta können sich entwickeln (Abb. 10 A). Die Ruptur eines begleitenden Hirnbasisaneurysmas erzeugt cerebrovasculäre Zwischenfälle. Ebenso stellen eine subakute bakterielle Endokarditis, besonders bei biscuspidalen Klappen, oder eine Endokarditis im Bereich der Verengung eine deutliche Gefahr dar.

Bei der klinischen Untersuchung erweisen sich die Femoralarterien häufig als nicht palpabel. Wenn sie gefühlt werden können, ist der Puls

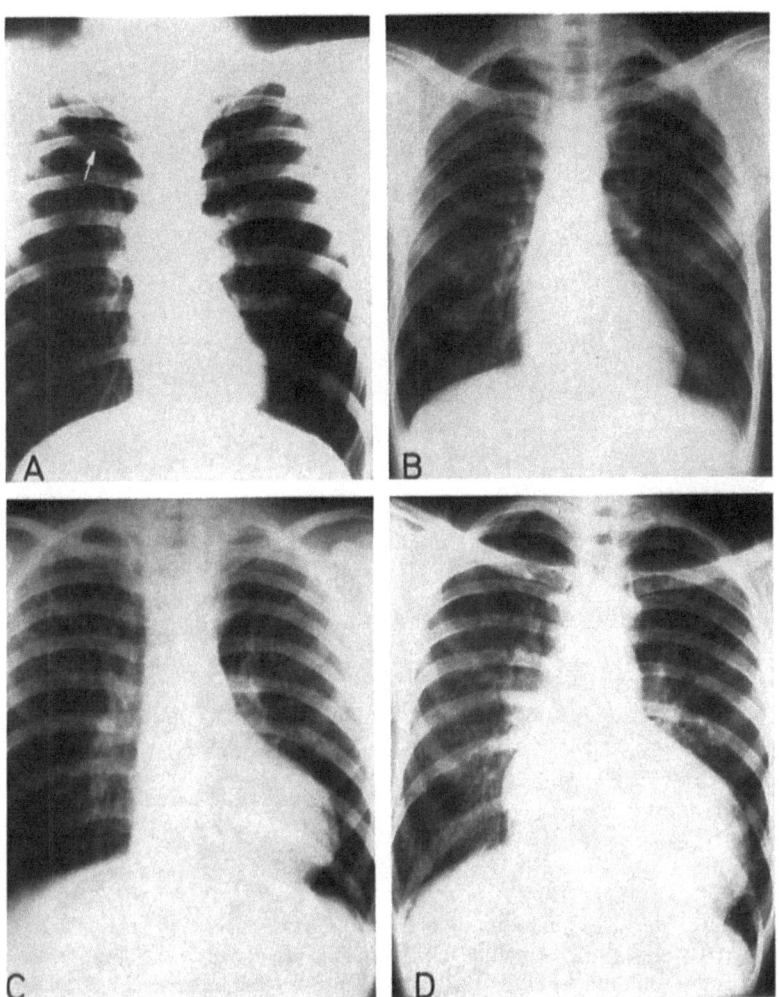

Abb. 9 A—D. Postero-anteriore Thorax-Röntgenaufnahmen von vier Patienten mit Aortenisthmusstenose. Auffallend ist die Elongation der ascendierenden Aorta mit Verlust des Aortenknopfes, wobei die linke obere Grenze von einer hervorstehenden linken Arteria subclavia gebildet wird (am besten sichtbar in C). Bei A sind Rippensuren deutlich. Die poststenotische Dilatation der Aorta zeigt sich am besten in B, C und D. Die erhebliche Kardiomegalie bei D beruht auf einer zusätzlichen Aorteninsuffizienz

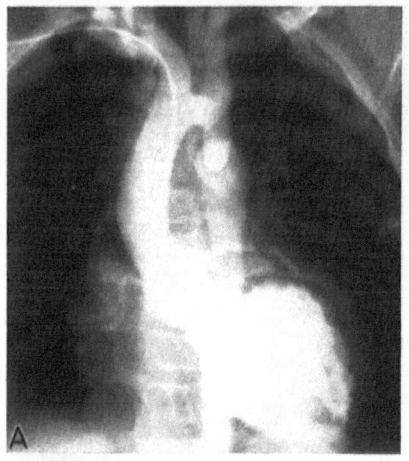
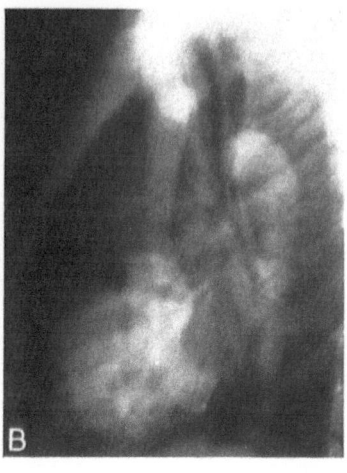
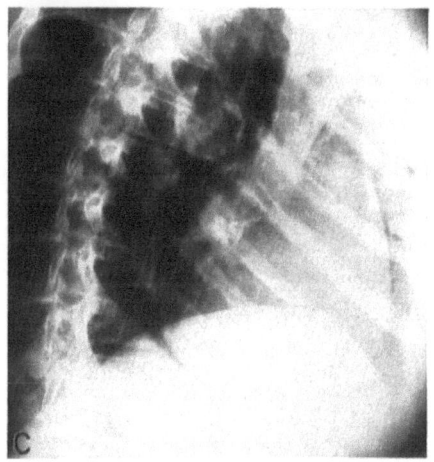

Abb. 10. A und B zeigen die aortographisch charakteristische Veränderung der Aorta unmittelbar unterhalb der linken Arteria subclavia. Es liegt eine poststenotische Dilatation der Aorta vor. Bei C hat die poststenotische Dilatation aneurysmale Formen angenommen und ist verkalkt. Um Aortenkontinuität wiederherzustellen, mußte dieses verkalkte Aneurysma entfernt werden

gegenüber den Armgefäßen verzögert. Systolische und diastolische Hypertension bei nicht meßbarem Blutdruck an den Beinen, sind praktisch pathognomonisch. Wenn der Blutdruck an der unteren Extremität vorhanden ist, liegt er niedriger als der Druck in den Armen. Der Blutdruck am Arm muß, wegen der häufigen Miteinbeziehung der linken oder rechten Subclavia, an beiden Seiten gemessen werden. Peripherer Hochdruck kann zum Beispiel nur am rechten Arm feststellbar sein (siehe oben) (Abb. 11 C). Die Hypertension nimmt im allgemeinen mit dem Alter zu und ist selten vor dem 30. Lebensjahr schwerwiegend.

Kollateralgefäße werden mit zunehmendem Alter sichtbar und lassen sich am besten am Hals und im Schulterbereich hinten erkennen.

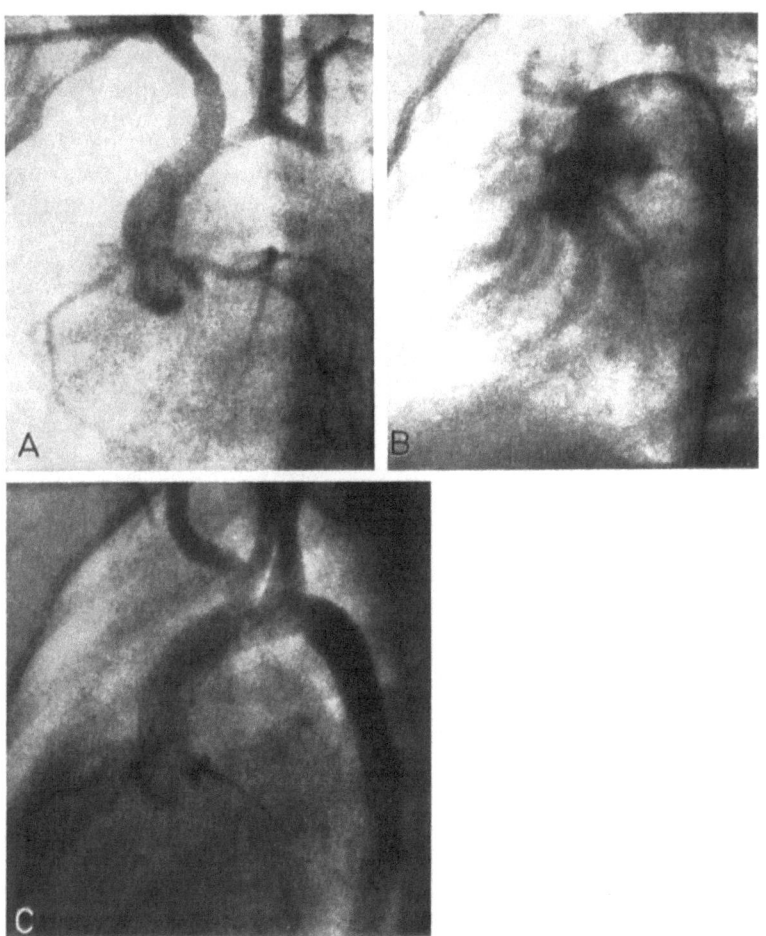

Abb. 11. Eine vollständige Unterbrechung des Aortenbogens zeigt sich in A und B. Der Katheter wurde über die Aorta descendens und den Ductus in die Pulmonalarterie vorgeschoben (B); die Aorta descendens wird vom rechten Ventrikel her durch den Ductus versorgt. Ein großer Ventrikelseptumdefekt ist vorhanden, wobei das Blut vom linken Ventrikel das Kontrastmedium in den Lungengefäßen verdünnt. Bei C zeigt sich eine anomale rechte Arteria subclavia, welche distal der linken Arteria subclavia entspringt. Der Katheter wurde durch die rechte Arteria subclavia und von hier retrograd in die Aorta ascendens vorgeschoben. Von links nach rechts: die großen Gefäße, die rechte Carotis communis, die linke Carotis communis, die linke Subclavia und die rechte Subclavia. Eine Coarctation zwischen den beiden letzteren Gefäßen resultiert in einem niedrigeren Druck im rechten Arm als im linken. Wenn der Blutdruck nur am rechten Arm gemessen wird, kann systemischer Hochdruck übersehen werden

Die Carotiden sind sichtbar und pulsieren heftig. Das Ausmaß der Drucksteigerung oder zusätzliche Klappenerkrankung bestimmen den Grad der Kardiomegalie. Multiple und verschiedenartige Geräusche können gehört werden, so zum Beispiel ein systolisches Aortengeräusch bei Hypertension oder Aortenklappenerkrankung, ein diastolisches Aortengeräusch bei Aorteninsuffizienz, systolische, von den Kollateralgefäßen ausgehende oder auf der Aortenverengung beruhende Geräusche, Geräusche eines offenen Ductus arteriosus und schließlich mitral-diastolische Geräusche von seiten einer Klappenerkrankung oder der Coarctation selbst.

Das Elektrokardiogramm ist entweder normal oder zeigt linksventrikuläre Hypertrophie. Nicht selten findet man einen Rechtsschenkelblock als zusätzliche angeborene Anomalie.

Diagnostische, radiologische Zeichen finden sich in der Aortenkontur (Abb. 9). Die aszendierende Aorta ist verlängert, wobei der Aortenknopf verloren geht. Die linke obere Grenze wird durch die hervorstehende linke Subclavia gebildet. Die poststenotische Dilatation der Aorta (Abb. 10) nimmt häufig erhebliche Formen an, wobei die Kombination der von der linken Subclavia und der poststenotisch dilatierten Aorta gebildeten Schatten in der charakteristischen Form eines umgekehrten ε erscheint. Rippenursuren, die auf verlängerten, geschlängelten Intercostalarterien beruhen, sichern die Diagnose.

b) Aortenisthmusstenose beim Patienten unter einem Lebensjahr

Bei mehr als der Hälfte der Fälle mit Isthmusstenose treten klinische Zeichen und Symptome bereits während des ersten Lebensjahres auf. Von diesen Stenosen erweisen sich zwei Drittel als präductal (Abb. 11 A u. B) und ein Drittel als postductal. Herzversagen während der ersten Lebensmonate tritt meist im Zusammenhang mit der ersten Form auf, wogegen bei der zweiten Form das Herzversagen gewöhnlich nach dem ersten Lebensmonat entsteht [14].

Eine Cyanose deutet auf das Vorhandensein zusätzlicher Defekte hin. Cyanose der oberen Extremitäten, aber nicht der Beine, legt die Diagnose einer Transposition der großen Gefäße mit Aortenisthmusstenose nahe. Die Pulse an den Femoralarterien sind entweder vermindert oder überhaupt nicht tastbar.

Die Diagnose einer Aortenisthmusstenose muß bei Kleinkindern mit systolischem Geräusch, Herzversagen und Cyanose stets in Betracht gezogen werden.

Differentialdiagnose

Die routinemäßige Palpation der Femoralarterien bei jedem Patienten ermöglicht die Entdeckung der meisten Aortenisthmusstenosen. Gelegentlich ist bei geringer Einengung oder bei Patienten mit ausgezeichneter Kollateralzirkulation eine gute Femoralpulsation zu tasten, so daß es einige Erfahrung erfordert, die stets vorhandene Verzögerung des Pulses zu erfassen. Eine Hypertension beim jungen Menschen sollte immer die Diagnose nahe legen. Herzkatheterisierung und Aortenangiographie sind selten notwendig, wenn nicht eine Abklärung zusätzlicher Anomalien erforderlich ist.

Die Arteriitis der Aorta zeigt sehr große Ähnlichkeit mit einer angeborenen Isthmusstenose, da hier häufig (oft multiple) erworbene Einengungen auftreten [13]. Nach unserer Erfahrung war es gewöhnlich möglich, diese Erkrankung an der Verlegung mehrerer Aortenäste, vor allem aber der Carotis und der Subclaviae und auf Grund des häufig vorhandenen schweren Herzversagens zu erkennen. Weiterhin ist die descendierende thorakale Aorta häufig betroffen, und vergrößerte Intercostalgefäße sind selten. Eine Aortographie kann zur Sicherung der Diagnose notwendig werden (Abb. 12).

Beim älteren Patienten kann eine Hypertension mit vorzeitiger Aorten-Arteriosklerose und abdominalem Aortenverschluß eine Isthmusstenose vortäuschen, aber Kollateralkanäle am Brustkorb fehlen.

Aortenisthmusstenose mit Ventrikelseptumdefekt

Die Auswirkungen eines begleitenden Ventrikelseptumdefektes werden von der Größe dieses Defektes bestimmt (siehe Ventrikelseptumdefekt S. 84). Wenn der Defekt dem Blutdurchtritt mehr Widerstand entgegensetzt als das periphere Gefäßsystem, herrscht ein kleiner Links-rechts-Shunt vor. Die Symptome eines kleinen Ventrikelseptumdefektes überlagern diejenige der Isthmusstenose, und es besteht wenig zusätzliche Belastung der beiden Ventrikel.

Ist der Defekt groß genug, um einen unbehinderten Blutdurchtritt zu erlauben, so werden seine Auswirkungen vom pulmonalen Gefäßwiderstand bestimmt. Wenn dieser nicht erheblich erhöht ist, entsteht ein großer Links-rechts-Shunt durch den Defekt, und eine Hypertension im oberen Kreislaufabschnitt fehlt. Die Symptome sind diejenigen eines großen Ventrikelseptumdefekts mit gewaltiger Lungenüberdurchblutung und verminderter oder abwesender Pulsation an den Femoralarterien. Starke linksventrikuläre Überlastung ist vorhanden. Selten kommt es zu einer erheblichen Steigerung des pulmonalen Gefäßwiderstandes; dabei tritt wenig oder überhaupt kein Blut durch den Ventrikelseptumdefekt über, so daß das klinische Bild einer Aortenisthmusstenose mit schwerer pulmonaler Hypertension entsteht.

Aortenisthmusstenose, Ventrikelseptumdefekt und offener Ductus arteriosus

Diese Kombination ist besonders im Kleinkindalter nicht selten. Ihre Auswirkungen hängen ab vom Grad der Einengung, der Größe des Ventrikelseptumdefekts und des offenem Ductus Botalli und schließ-

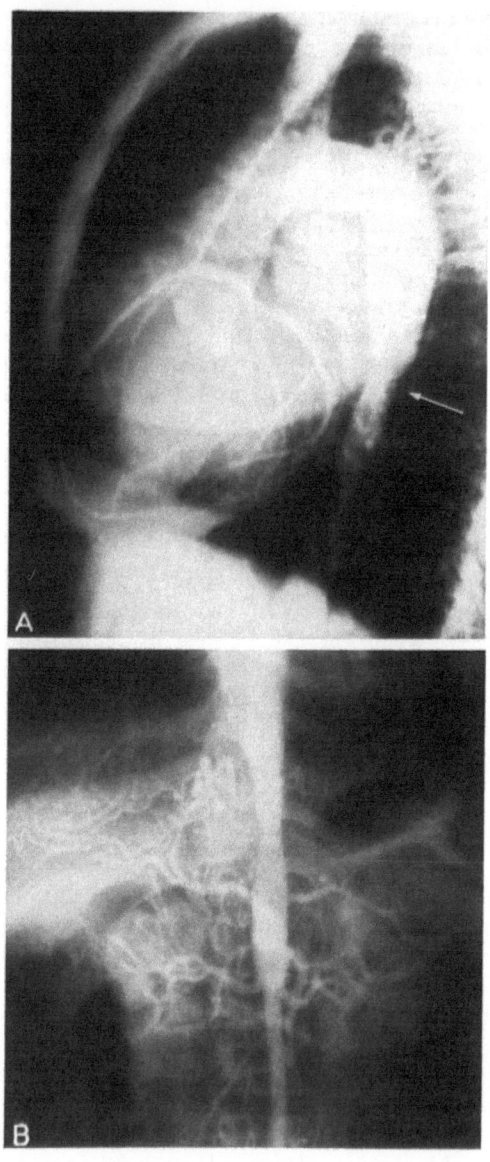

Abb. 12 A u. B. Bei Arteriitis der Aorta liegt die Coarctation an ungewöhnlicher Stelle. Bei A sieht man eine Verengung der descendierenden thorakalen Aorta. Bei B fallen die hypertrophierten unteren Intercostalarterien auf. Die ungewöhnliche Lokalisation der Kollateralen beruht auf der ungewöhnlichen Lage der Coarctation

lich von der Höhe pulmonalen Widerstandes. Oft sind spezielle Herzkatheterstudien und Angiographie notwendig, um die genaue hämodynamische Situation abzuklären.

Wenn der Ventrikelseptumdefekt groß, die Einengung hochgradig und der pulmonale Widerstand nicht wesentlich erhöht sind, wird das klinische Bild durch das Vorhandensein eines Ductus nicht entscheidend beeinflußt (siehe oben). Sofern der offene Ductus proximal der Einengung mündet — postductale Isthmusstenose — sind die systolischen und diastolischen Drucke in den peripheren und pulmonalen Arterien gleich, da beide Zirkulationsabschnitte während der Systole und Diastole miteinander kommunizieren. Ein großer und oft riesiger Links-rechts-Shunt ist vorhanden. Der Ductus ist geräuschlos und kann nur durch entsprechende Untersuchungsverfahren, besonders durch eine Aortenangiographie, festgestellt werden. Mündet der Ductus distal der Coarctation — präductale Aortenisthmusstenose — so besteht ein großer Links-rechts-Shunt auf Ventrikelebene, mit Angleich der ventrikulären Drucke aneinander und einem Rechts-links-Shunt auf Ductusebene, wobei der Druck der Pulmonalis und der descendierenden Aorta gleich sind. Es besteht keine Verzögerung im Femoralarterienpuls, aber die Drucke an den Beinen sind gewöhnlich niedriger als an den Armen. Sowohl der Ductus als auch die Isthmusstenose können leicht übersehen werden, wenn der Blutdruck nicht routinemäßig sowohl an den oberen, wie an den unteren Extremitäten gemessen wird, was sich bei Kleinkindern oft als schwierig oder gar unmöglich erweist. Das klinische Bild entspricht einem unbehinderten Ventrikelseptumdefekt. Wegen der hohen Sauerstoffsättigung des Pulmonalarterienblutes sind die unteren Extremitäten nicht wesentlich cyanotischer als die oberen, um so mehr als ein nicht unerheblicher Blutfluß durch die Einengung von der proximalen zur distalen Aorta erfolgen kann (Abb. 11 B).

Zusammenfassend ergibt sich bei Fällen von postductaler Coarctation mit Ventrikelseptumdefekt und offenem Ductus arteriosus, daß der letztere gewöhnlich nur mittels Spezialuntersuchung feststellbar ist, da Ventrikelseptumdefekt und Isthmusstenose das klinische Bild bestimmen. In Fällen von präductaler Coarctation wird in der Regel nur der Ventrikelseptumdefekt erkannt, und Spezialuntersuchungen müssen zusätzliche Defekte erfassen. Eine alleinige Rechtsherzkatheterisation reicht nicht aus, so daß ein Angiogramm vom linken Ventrikel und der ascendierenden Aorta her immer durchzuführen ist.

Bei kleinem Ventrikelseptumdefekt liegt das klinische Bild einer Isthmusstenose mit offenem Ductus arteriosus vor (s. S. 21). Der Ventrikelseptumdefekt kann durch das charakteristische Geräusch erkannt werden. Er hat auf Grund des kleinen Links-rechts-Shunt wenig hämodynamische Auswirkungen.

Bei hohem Pulmonalwiderstand ändern sich die hämodynamischen Bedingungen grundlegend. Im Falle der postductalen Isthmusstenose bleibt ein kleiner Links-rechts-Shunt, sowohl auf ventrikulärer als auf Ductusebene, gewöhnlich erhalten, so daß das klinische Bild einer pulmonalen Hypertension mit zusätzlicher Isthmusstenose vorliegt. In den seltenen Fällen, bei welchen der Pulmonalwiderstand den peripheren übersteigt, entsteht ein Rechts-links-Shunt auf beiden der genannten Ebenen mit resultierender Cyanose. Bei präductaler Coarctation bleibt gewöhnlich ein kleiner Links-rechts-Shunt auf Ventrikelebene bestehen, aber die descendierende Aorta wird fast ausschließlich von den Lungenarterien her durchblutet. Es besteht keine Verzögerung des Femoralarterienpulses und die Drücke an den Beinen entsprechen denjenigen an den Armen oder übertreffen sie gar. Die Erkrankung erkennt man am Vorhandensein von Cyanose und Trommelschlegelphänomen der Zehen bei normalen oberen Extremitäten.

Wenn die Coarctation nur geringes Ausmaß besitzt, kann sie leicht übersehen werden, und das klinische Bild bietet die Zeichen eines Ventrikelseptumdefektes mit offenem Ductus arteriosus ohne Verzögerung der Femoralpulsation und ohne proximale Hypertension. Handelt es sich um einen kompletten Aortenverschluß und ist dieser vom präductalen Typ, so werden die unteren Extremitäten ausschließlich von den Pulmonalarterien her perfundiert. Der Druck wird bestimmt von der Größe des Ventrikelseptumdefektes und des pulmonalen Widerstandes und liegt gewöhnlich niedriger als derjenige der oberen Extremitäten.

Operationsindikationen

Die Prognose der Aortenisthmusstenose ist schlecht. Etwa die Hälfte der Patienten verstirbt vor dem ersten Lebensjahr, wobei die höchste Mortalität während der ersten zwei Lebensmonate besteht. Für diese großen Ausfälle sind die Komplexität der Anomalien und das Fehlen einer Adaptation an die abnormalen Kreislaufverhältnisse verantwortlich. Nach dem ersten Lebensjahr und bis etwa zum 20. Jahr sind die meisten Patienten gut an die Erkrankung angepaßt und relativ asymptomatisch. Danach steigt die Mortalität rasch an, und die meisten Patienten erreichen die sechste Dekade nicht, wobei die überwiegende Mehrheit während der 5. Dekade verstirbt. Die Todesursachen beruhen zu gleichen Teilen auf Herzversagen, Aortenruptur und bakterieller Infektion. Eine intracraniale Blutung aus einem zusätzlich vorhandenen Hirnbasisaneurysma ist weniger häufig.

Ein chirurgischer Eingriff ist daher bei fast allen Patienten mit Aortenisthmusstenose indiziert, da das operative Risiko besonders zwischen dem 6. und 20. Lebensjahr in vernünftigen Grenzen liegt.

Während des ersten Lebensjahres muß eine energische internistische Behandlung versucht werden. Bei der Mehrzahl der Kleinkinder mit unkomplizierter Isthmusstenose können die Patienten über eine kritische

Periode hinweggebracht werden, wonach eine spontane Besserung eintritt. Ein elektiver chirurgischer Eingriff kann dann zu einem späteren Zeitpunkt durchgeführt werden. Soweit möglich, sollte die Operation über das dritte Jahr hinaus aufgeschoben werden, so daß die Aorta Zeit hat, sich zu entsprechender Größe zu entwickeln. Wenn das Kleinkind auf adäquate Digitalis- und Diureticatherapie nicht anspricht, kann eine Operation zu einem früheren Zeitpunkt vertretbar werden. Ein während der ersten Lebenswochen kritisch krankes Kleinkind im Herzversagen leidet meist an einer präductalen Isthmusstenose mit oder ohne zusätzliche Defekte. Wenn auch die Operation in diesem Alter erfolgreich durchgeführt werden kann, so konnten wir selbst in dieser Altersgruppe keine Erfahrungen mit diesem Krankheitsbild sammeln.

Das optimale Alter für ein chirurgisches Vorgehen liegt zwischen dem siebten und zehnten Lebensjahr, da das Risiko hier am geringsten ist. Die Gefäße besitzen gute Elastizität und das Aortenlumen ist groß genug, um normale hämodynamische Bedingung während des Erwachsenenlebens aufrecht zu erhalten. Nach dem 20. Lebensjahr steigt das Risiko der Operation zunehmend, und im Alter von 35 Jahren können die Gefäßveränderungen so fortgeschritten sein, daß die Operation sehr gefährlich ist. Das Vorhandensein eines Aortenaneurysmas, vergrößerter, geschlängelter Kollateralgefäße, schwerer Hypertension und Herzversagen beinhaltet besondere Probleme. Beim älteren Patienten kann eine konservative Therapie mit blutdrucksenkenden Mitteln vorzuziehen sein.

Aortenaneurysma

Eine poststenotische Dilatation der Aorta distal der Isthmusstenose ist nicht selten. Gelegentlich entstehen sacculäre Aneurysmen und eine Verkalkung der Aortenwand (Abb. 11 C). Als Folge der Aneurysmabildung kann es zu bakterieller Endokarditis kommen. Kleine sacculäre Aneurysmen der Intercostalgefäße in Nähe ihres Ursprungs aus der Aorta sind nicht selten. Aneurysmen oder poststenotische Dilatation erschweren die Aortenwiederherstellung. Eine Aneurysmaentfernung mit Prothesenüberbrückung kann unvermeidbar sein.

Dissezierendes Aneurysma

Das dissezierende Aneurysma ist eine der wohlbekannten Komplikationen der Aortenisthmusstenose und führt oft zum Tod. Das chirurgische Vorgehen soll jedoch hier nicht diskutiert werden.

Aortenisthmusstenose bei Schwangerschaft

Das Risiko einer Aortenruptur und einer Dissektion nimmt während der Schwangerschaft etwas zu. Ein elektiver Kaiserschnitt zum

Zeitpunkt der Geburt aber ohne Sterilisation sind empfehlenswert. Asymptomatische schwangere Patientinnen ohne Klappenerkrankung können gewöhnlich erfolgreich internistisch behandelt werden, so daß ein Eingriff während der Schwangerschaft solange nicht indiziert ist, also schwere Komplikationen der Erkrankung fehlen. Nach der Schwangerschaft kann die Aortenisthmusstenose im Rahmen eines Elektiveingriffes versorgt werden.

Die Chirurgie der Aortenisthmusstenose

Die chirurgische Entfernung der Verengung ist die ideale Behandlung der Aortenisthmusstenose. Sie beinhaltet die Resektion eines Aortenabschnittes und die Wiederherstellung eines ausreichenden Lumens. Mit der Verfügbarkeit des Herzlungen-Bypass, zunehmender Erfahrung in der Gefäßnaht, und Bereitstellung geeigneter Prothesen ist diese Behandlungsform stets anwendbar geworden. Eine richtige anatomische und funktionelle Diagnose ist für die Planung des chirurgischen Eingriffes auf jeden Fall erforderlich.

Zugang

Eine posterolaterale Thorakotomie auf Höhe der vierten Rippe stellt den Aortenisthmus, die übliche Stelle der Stenose, dar. Es ist überflüssig, weitere Rippenteile, wie etwa von Gross [16] beschrieben, zu entfernen. Diese Incision legt ebenso eine Stenose im distalen Aortenbogenbereich ausreichend frei. Wenn wie gelegentlich die thorakale Aorta betroffen ist, wird man eine Incision durch das Bett der fünften oder sechsten Rippe vorziehen.

Bei gut ausgebildetem Kollateralkreislauf muß mit erheblicher Blutung gerechnet werden. Um übermäßigen Blutverlust zu vermeiden, muß jede Schicht von der Haut bis zur parietalen Pleura, jeweils auf kleine Strecken, durchtrennt werden, so daß sich alle Blutungsquellen kontrollieren lassen, indem die Incision fortschreitet. Die größeren Gefäße sind häufig geschlängelt und werden am besten vor der Durchtrennung herauspräpariert und abgeklemmt. Sobald die Pleurahöhle eröffnet ist, lassen sich die Kuppel und der obere hintere Anteil der Brusthöhle dadurch darstellen, daß man die oberen Lungenpartien mit einem Lungenspatel nach unten und vorne abdrängt. Das Operationsfeld liegt nun frei.

Die Operation läßt sich in drei Phasen einteilen:
1. Mobilisierung des erkrankten Aortenabschnittes,
2. Resektion der verengten Zone,
3. Wiederherstellung des Aortenlumens.

Mobilisierung der Aortenverengung

Diese stellt aufgrund des Vorliegens vergrößerter Kollateralarterien die gefährlichste und schwierigste Phase des gesamten Eingriffes dar. Gewöhnlich findet man Blutgefäße, die aus dem Aortensegment zwischen Stenose und linker Arteria subclavia entspringen. Manchmal finden sich kleine Bronchial- und Oesophagealgefäße in diesem Gebiet,

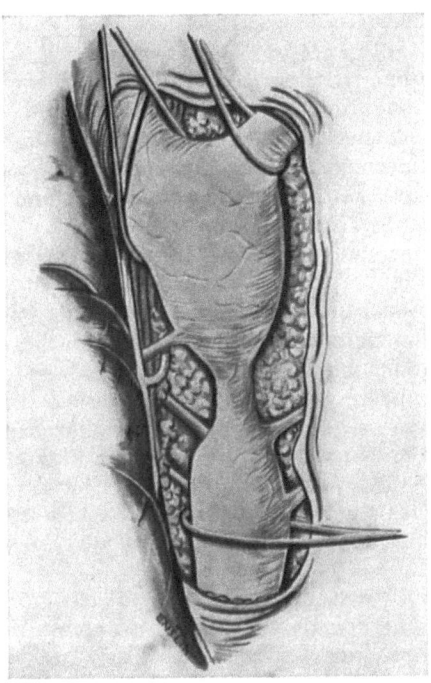

Abb. 13. Anatomische Verhältnisse einer Aortenisthmusstenose in üblicher Lokalisation, d. h. unmittelbar distal des obliterierten Ductus arteriosus. Der Aortenbogen, die linke Arteria subclavia und die distale Aorta sind mit Bändchen umschlungen. Der Vagus und der Nervus recurrens wurden dargestellt

aber eine zufällige Durchtrennung kann durch entsprechende Blutstillung leicht gehandhabt werden. Alle Gefäße, die distal der Verengung entspringen, sind stets vergrößert; sie sind gewunden, dünnwandig und extrem brüchig. Bei der Durchtrennung kommt es zu starker Blutung aus dem proximalen und distalen Ende. Es ist besser, die Mobilisation damit zu beginnen, daß man zuerst die Aorta proximal der Isthmusstenose freipräpariert.

Der Vagus wird identifiziert und die parietale Pleura über der verengten Aorta bis zur Adventitia des Gefäßes indiziert; diese Incision wird longitudinal, der linken Arteria subclavia folgend, nach oben verlängert. Dabei muß die obere Intercostalvene durchtrennt werden. Der proximale Abschnitt der linken Arteria subclavia wird freipräpariert und mit einem Bändchen umfahren, an dem man die Aorta hochziehen kann. Der distale Aortenbogen, die descendierende Aorta proximal der Verengung und das verengte Segment selbst können sodann aus ihrem Bett freipräpariert werden. Auch der Aortenbogen wird umfahren (Abb. 13).

Das Ligamentum arteriosum (oder ein Ductus arteriosus) wird sodann freigelegt, wie dies im vorhergehenden Abschnitt (S. 12) dargestellt wurde. Bei geschlossenem Ductus wird das pulmonale Ende mit einer 3-0 Seidennaht durchstochen und unterbunden. Ist er offen, so wartet man mit Abklemmung, Durchtrennung und Übernähung bis zum Zeitpunkt der Stenosenresektion.

Eine sorgfältige und behutsame Dissektion der Aorta distal der Stenose folgt. Man präpariert ein genügend langes Segment, so daß eine Klemme angelegt und eine ausreichende Anastomose (ohne Spannung) durchgeführt werden kann. Selten läßt sich dies ohne Dissektion der Kollateralgefäße durchführen. Häufiger müssen die oberen zwei Intercostalarterienpaare zusammen mit einer oder zwei Oesophageal- bzw. Bronchialarterien geopfert werden. Als allgemeines Prinzip muß dabei gelten, daß es besser ist, die Kollateralzirkulation nicht zu stören. Auf der anderen Seite ist es das Ziel des Chirurgen, ein möglichst großes Aortenlumen auf Höhe der Anastomose herzustellen. Wenn dies die Opferung einiger Kollateralgefäße bedeutet, so sollte man nicht zögern (Abb. 14).

Die Intercostal- und Bronchialgefäße müssen sorgfältig mit der Schere präpariert werden, da ein stumpfes Vorgehen nicht nur ineffektiv, sondern darüber hinaus wirklich gefährlich ist. Diese Gefäße sind brüchig und reißen daher von der Aorta ab. Die linksseitigen Intercostalgefäße werden zuerst versorgt; die nach rechts führenden Gefäße sind oft unzugänglich und können daher besser von der linken Seite der Aorta aus mobilisiert werden. Nach ihrer Darstellung können die Kollateralen entweder mit kleinen Klemmen verschlossen oder ligiert und durchtrennt werden. Ligierung und Durchtrennung sorgen für größere Mobilität der distalen Abschnitte der Aorta, während ihrer Resektion und Anastomosierung. Bleiben diese Gefäße unversehrt, so besteht eine gewisse Gefahr ihres Abscherens, wenn die Klemmen während der nächsten Operationsphase bewegt werden. Es bietet sich daher in den meisten Fällen an, diese Gefäße mit Seiden-Durchstechungsligaturen der Stärke 4-0 zu versorgen. Diese werden als Tabaksbeutelnähte durch die Aortenwand um den Ursprung jedes Gefäßes herum geführt. Die Durchstechungsligatur der Gefäße verhindert ein

Abrutschen und die Ligatur neigt weniger dazu, durch die brüchige Wand des Gefäßes selbst zu schneiden. Das distale Ende wird mit einer 3-0 Seidenligatur unterbunden.

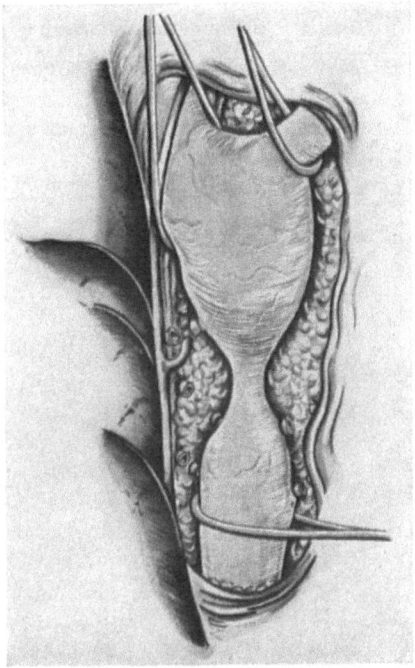

Abb. 14. Eine genügende Anzahl von Kollateralgefäßen sind durchtrennt, um der Aorta distal der Verengung Spielraum zu geben. Das Ligamentum arteriosum wurde ebenfalls ligiert und durchtrennt

Wie bereits erwähnt, sind die Gefäße der rechten Seite weniger zugänglich und daher schwieriger zu kontrollieren. Sie können durch Abklemmung der Aorta unmittelbar proximal und distal der Verengung mit nachfolgender Durchtrennung leichter erfaßt werden. Der distale Aortenstumpf wird sorgfältig hochgehoben, so daß die Ursprünge der rechtsseitigen Gefäße besser zu überblicken sind.

Wenn eine Massenblutung entsteht, muß panisches und unkontrolliertes Anwenden großer Klemmen vermieden werden. Dies erweist sich als ineffektiv und führt meistens zu einer Vergrößerung des Loches im eingerissenen Gefäß. Die Blutung läßt sich im allgemeinen durch einfachen Fingerdruck beheben. Assistenten und Anaesthesisten werden alarmiert und ein entsprechender Zeitraum für die Beschaffung ausreichender Blutmengen zur Handhabung des Notfalls wird eingeräumt.

Ein zusätzlicher Sauger kann notwendig werden und sollte vorbereitet sein. Die Blutungsquelle wird dargestellt und versorgt, wenn entsprechende Bedingungen vorliegen und jeder bereit ist. Panik und Hast führen zur Katastrophe.

Resektion der Isthmusstenose

Nach Abschluß der Mobilisierung werden geeignete, nicht quetschende Klemmen oberhalb und unterhalb des verengten Aortensegmentes angelegt. Bei hochliegender Verengung müssen linke Subclavia und Aortenbogen freipräpariert und zum Zwecke der proximalen Kontrolle abgeklemmt werden (Abb. 15).

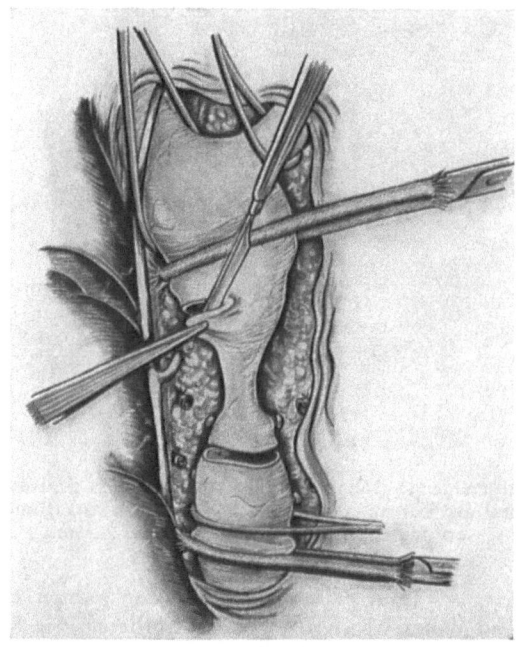

Abb. 15. An die Aorta wurden Klemmen proximal und distal des verengten Segmentes angelegt, welches nun entfernt wird

Die Abklemmung der thorakalen Aorta erzeugt Veränderungen sowohl oberhalb als unterhalb der Verengung: Proximal steigt der periphere Widerstand, der Blutfluß nach distal verringert sich, so daß eine gewisse Anoxie entsteht. Das Ausmaß dieser Veränderungen wird von mehreren Faktoren bestimmt:

a) Die Nähe der Klemme am Herzen — je proximaler, desto größer der Widerstand und desto höher das Risiko eines akuten Herzversagens;

b) Das Ausreichen der Kollateralzirkulation um eine distale Anoxie zu vermeiden;

c) Der Grad der Behinderung der Kollateralzirkulation durch die Operation.

Der Patient mit Aortenisthmusstenose besitzt ein an den erhöhten Widerstand angepaßtes Herz, so daß eine Abklemmung der distalen Aorta solange gut vertragen wird, als eine schwerwiegende Herzerkrankung, wie zum Beispiel Aorteninsuffizienz und Coronararterienerkrankung, fehlen. Weiterhin liegt meistens eine gut entwickelte Kollateralzirkulation vor, so daß eine anoxische Schädigung distal der Klemme unwahrscheinlich ist. Nichtsdestoweniger ist über Herzversagen und distale anoxische Schädigung, besonders des Rückenmarks, berichtet worden, so daß, wenn notwendig, geeignete Maßnahmen zur Vermeidung solcher Komplikationen getroffen werden sollten. Die Zufuhr hypotensiver Mittel, wie Arfonad und die Verwendung mäßiger Hypothermie ist oft empfehlenswert — besonders bei älteren Patienten, wo diese Komplikationen gehäuft auftreten und der Kollateralkreislauf schwach ist [17].

Wir bevorzugen für solche Fälle den Überbrückungskreislauf vom linken Vorhof zur Femoralarterie. Dieser beseitigt sowohl die proximale Hypertension als auch die distale Anoxie und hat sich glänzend bewährt. Beim einzigen Patienten, bei dem Arfonad benutzt wurde, stellte sich ein postoperatives Nierenversagen ein, von dem er sich glücklicherweise erholte.

Nach erfolgreicher Dissektion werden das Ligamentum arteriosum oder der offene Ductus arteriosus durchtrennt und das verengte Segment der Aorta reseziert. Die Excision muß sorgfältig durchgeführt werden und es ist besser, zunächst zuwenig zu entfernen als zuviel; die Stümpfe können später weiter zurückgestutzt werden, um eine ausreichende Anastomose ohne Spannung zu erstellen. Man muß sich dabei überlegen, daß eine Retraktion der Schnittenden stattfindet. Ein mindestens 6 mm breiter Rand zwischen Klemme und Resektionslinie ist erforderlich, um den notwendigen Raum für die Naht zu gewährleisten.

Die Schnittenden werden mit einer Kochsalz-Heparin-Lösung gereinigt.

Wiederherstellung des Aortenlumens

Es gibt drei Methoden zur Rekonstruktion des Aortenlumens, nämlich die direkte End-zu-End-Anastomose, das Herunterschlagen der linken Arteria subclavia zur Herstellung einer End-zu-End-Anastomose zwischen diesem Gefäß und der distalen Aorta [18] und die Einfügung einer Prothese.

1. Direkte Anastomose (Abb. 16): Die direkte Anastomose ist die ideale Methode der Rekonstruktion und wurde von uns bei allen Patienten verwandt. Die Klemmen werden von einem Assistenten in der Weise gehalten, daß die Anastomose ohne Spannungsentwicklung an der Nahtlinie durchgeführt werden kann. Potts hat ein Gerät entwickelt, das es erlaubt, die Gefäßstümpfe während der Anastomosierung unbeweglich zu halten [19]. Die Frage des Zusammenhangs zwischen Nahttechnik und Anastomosenwachstum hat Anlaß zu ausgedehnter Forschung und Diskussion gegeben [22—25]. Nach unserer Erfahrung besteht kein wesentlicher Unterschied zwischen Einzelnähten oder einer fortlaufenden Naht, ob Matratzennähte oder überwendliche Nähte verwendet werden. Der wichtigste Faktor in der Vermeidung eines Strömungshindernisses an der Anastomose besteht in der Herstellung eines ausreichenden Aortenlumens bei der ersten Operation. Der Chirurg kann jede beliebige Nahttechnik verwenden, mit der er am besten vertraut ist.

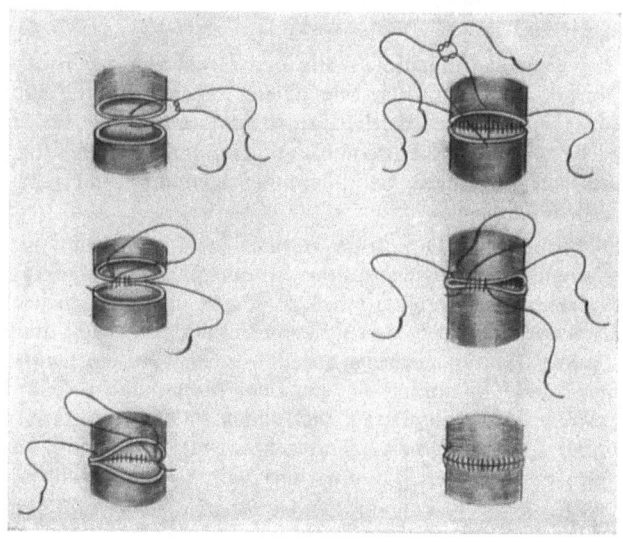

Abb. 16. Darstellung der verschiedenen Phasen einer End-zu-End-Anastomose, wie man sie zur Wiederherstellung der Aorta nach Resektion einer Isthmusstenose benutzt

Wir verwenden fortlaufende, überwendliche Seidennähte, der Stärke 5-0 und stellen die Anastomose in vier Stadien her. Zunächst werden zwei Ecknähte am Übergang von der vorderen zur hinteren Anastomosenseite gelegt, um die Anastomose auszurichten. Diese werden zunächst nicht geknüpft, da dies die Darstellung der Anastomosenhinterseite erschwert. Eine dritte, mit Doppelnadeln armierte Seidennaht der Größe 5-0 wird dann in die Mitte der Hinterwand gelegt und mit einem einfachen Knoten versehen. Indem man zuerst die eine und dann die andere Nadel verwendet, kann der mediale und laterale Abschnitt der hinteren Nahtreihe in überwindlicher Manier von der Innenseite der Aorta aus gelegt werden. Der Faden wird schließlich mit den bereits gelegten Ecknähten verknüpft. Ebenso wird die vordere Anastomosennahtreihe gelegt, wobei nun die Stiche von außen geführt werden können. Die anfängliche Inversion der Hinterwandnaht spielt keine Rolle, da diese zu einer End-zu-Endverbindung wird, sobald Spannung auf der Nahtlinie liegt.

Nach Fertigstellung der Anastomose wird die distale Klemme entfernt. Die Anastomose wird daraufhin untersucht, ob weitere Nähte angelegt werden müssen. Die Nahtlinie wird mit einer trockenen Kompresse bedeckt, worauf man drei bis vier Minuten wartet, bis die proximale Klemme langsam entfernt werden kann. Auf diese Weise kann sich die Nahtlinie abdichten, bevor sie dem systemischen Druck ausgesetzt ist.

Die Aorta kann bei der überwiegenden Mehrzahl aller Kranken durch direkte Anastomose wiederhergestellt werden. Auf der anderen Seite gibt es Patienten, bei welchen das resezierte Aortensegment so lang ist, daß eine End-zu-End-Anastomose unmöglich erscheint und eine geeignete Methode zur Überbrückung des Defektes verwandt werden muß.

Nach GROSS [26] gibt es hierfür vier häufige Ursachen:
1. Eine ungewöhnlich lange Isthmusstenose der Aorta;
2. Eine starre und nicht elastische Aortenwand;
3. Aortenaneurysmen oder Intercostalaneurysmen;
4. Chirurgische Verletzung der Aortenwand.

2. Die Anastomose zwischen linker Arteria subclavia und Aorta: BLALOCK [27] hat eine Methode beschrieben, die das Herunterwenden der linken Arteria subclavia und ihre Anastomosierung mit der distalen Aorta vorsieht, so daß die Einschaltung von Prothesen oder Fremdmaterial vermieden werden kann. Dieses Vorgehen ist nur bei entsprechender Größe der Arteria subclavia anwendbar.

Das Gefäß wird bis zu seiner Aufzweigung hinauf mobilisiert. Die Äste werden unterbunden. Die Arteria subclavia wird dann mit einer Klemme an ihrem Ursprung verschlossen. Sie wird distal abgesetzt. Das proximale Ende der Aorta wird vernäht und eine End-zu-End-Anastomose zwischen dem distalen Aortenstumpf und der Arteria subclavia hergestellt.

Wenn diese Maßnahme eine akute Knickung der Subclavia verursacht, ist es vorzuziehen, die Arterie als freies Transplantat zu verwenden, wobei diese an ihrem Ursprung abgesetzt, der Defekt verschlossen und schließlich das Resektionsstück der Arteria subclavia zwischen das distale und proximale Ende der Aorta gesetzt wird, um so den Zwischenraum zu überbrücken.

3. *Implantation einer Prothese:* Bei Patienten mit zu kleiner Arteria subclavia läßt sich das erwähnte Verfahren nicht anwenden. Ein Transplantat aus homologem [26] oder plastischem Material bietet dann die einzige Möglichkeit, den Aortendefekt zu überbrücken.

Verschluß der Thoraxwunde

Nach Wiederherstellung der Aortenkontinuität wird die parietale Pleura über dem Operationsfeld vernäht, wobei man gewöhnlich Catgut verwendet, eine Intercostaldrainage wird in die linke Pleurahöhle eingelegt und der Brustkorb in der üblichen Weise verschlossen. Eine Verletzung von Intercostalgefäßen während der Einführung der Thoraxdrainage und des Wundverschlusses ist zu vermeiden.

Postoperative Behandlung

Abgesehen von Komplikationen, die man bei jeder thorakalen oder vasculären Operation antreffen kann, bietet die Resektion einer Aortenisthmusstenose gelegentlich zwei Komplikationen besonderer Art: Den reaktiven Hochdruck und die distale Vasculitis [28]. Das Vorbereitetsein auf diese Komplikationen und ihre Vermeidung sichern einen glatten postoperativen Verlauf in der Mehrheit der Fälle.

a) Vermeidung und Behandlung eines reaktiven Hochdruckes

Bei der Mehrzahl unbehandelter Kranker bleibt der Hochdruck in der unmittelbar postoperativen Periode bestehen, bis er schließlich langsam abnimmt (etwa 80% der Patienten unseres Erfahrungsgutes). Weiterhin bleibt bei der Hälfte der Patienten der Blutdruck hoch oder übersteigt sogar das präoperative Niveau beträchtlich, was als „reaktive" oder „paradoxe" Hypertension bezeichnet wird.

Zwei Formen der reaktiven Hypertension werden angetroffen. In der Sofortform steigt der Blutdruck innerhalb von 12 Std und bleibt für etwa 36 Std erhöht. Bei der anderen, häufigeren Form kommt es zu einem verzögerten Anstieg des Blutdruckes, der etwa 48 Std nach der Operation beginnt und zwischen 6 und 14 Tagen andauert. Dieser Hochdruck kann eine große Bedeutung erlangen und ist die Hauptursache postoperativer Todesfälle. Die Ursache dieses Hypertensionssyndromes ist im wesentlichen unbekannt. Eine Störung des Baroreceptor-Mechanismus ist gefordert worden und eine Ausschüttung von Catecholaminen wurde beschrieben. Die wahrscheinlichste Erklärung liegt in einer ungewöhnlich starken Antwort der Gefäße auf die plötzliche

Belastung durch ungewöhnlich hohen Druck mit der Folge einer Zunahme der Vasokonstriktion und eines Anstieges des peripheren Widerstandes. Anhaltende oder reaktive Hypertension ist selbstverständlich unerwünscht und Maßnahmen müssen sofort ergriffen werden, um ihre Entstehung zu verhindern bzw. nach ihrem Auftreten zu behandeln.

Vor Verlassen des Operationsraums erhält der Patient eine intramuskuläre Injektion von Pethidine Hydrochlorid (0,6 mg pro kg Körpergewicht). Diese Maßnahme verhindert Ruhelosigkeit nach Erreichen der Station. Der periphere Blutdruck wird sorgfältig kontrolliert und registriert, er wird alle 15 min während der ersten 24 Std am rechten Arm gemessen, stündlich während der nächsten 24 Std und alle drei Stunden während der dritten 24-Std-Periode, sodann sechsmal täglich bis zum zehnten postoperativen Tag. Ein Anstieg des Blutdrucks über das präoperative Niveau hinaus wird mit Injektionen von Pethidine Hydrochlorid und, wenn notwendig, von Chlorpromazine behandelt.

In den meisten Fällen kontrolliert dieses einfache Vorgehen die Hypertension. Im Falle der Nichtansprechbarkeit muß eine energischere antihypertensive Therapie eingeleitet werden. Reserpin kann in einer Dosierung von 2,5 bis 10 mg, intramuskulär oder intravenös, angewandt werden und diese Dosierung läßt sich alle drei Stunden wiederholen. Hydralazin ist ebenfalls von Wert, und zwar in Dosen von 20 mg zweimal am Tag oder öfters, auf oralem Wege. Ganglion-Blocker sind am besten zu vermeiden.

b) Distale Vasculitis

Postoperativer abdominaler Schmerz und Druckempfindlichkeit treten gewöhnlich zusammen mit Hypertension auf und erscheinen nur selten alleine. Dieses Syndrom ist charakterisiert durch schwere abdominale Schmerzen, erhöhte Peristaltikgeräusche, Auftreibung des Bauches, Druckempfindlichkeit, Erbrechen, Fieber, Leukocytose. Das Krankheitsbild wird durch unterschiedliche Schweregrade eines Ileus kompliziert. Es kann zum Infarkt des Darmes und blutigen Stühlen kommen. Überblähung der Dünndarmschlingen kann auf dem Röntgenbild erscheinen.

Diese Symptome treten gewöhnlich nach 2 bis 4 Tagen auf und sind verschieden stark ausgeprägt. In extremen Fällen kann eine Laparotomie mit Darmresektion notwendig werden, aber dies ist glücklicherweise selten und unseres Wissens bisher nur bei männlichen Patienten beschrieben worden. Die Ileusneigung ist um den zwölften postoperativen Tag am größten. Die milderen Formen des Syndroms lassen sich nur schwer von den postoperativen Beschwerden unterscheiden, wie man sie nach jedem großen chirurgischen Eingriff antrifft.

Histologisch ist eine Arteriitis die wesentliche Läsion. Insbesondere die kleinen Arterien und Arteriolen unterhalb der Isthmusstenose werden durch einen nekrotisierenden Prozeß betroffen. Thrombosen und fusiforme Aneurysmen entstehen, wonach es zu Infarkten als Folge der

gestörten Blutversorgung kommt. Diese Veränderungen sind nicht auf die Eingeweide beschränkt. Sie sind in den Intercostalarterien, den parenchymatösen Organen und sogar in den Harnwegen und den Nebennieren beschrieben worden. Als allgemeine Regel beruhigt sich der Blutdruck nach einer Zeit und es besteht kein anhaltender Hochdruck.
Der wesentlichste Gesichtspunkt in der Behandlung dieser Kranken besteht in der Vermeidung und der frühzeitigen Kontrolle des Hochdrucks. Es versteht sich von selbst, daß die Aorta nur für eine möglichst kurze Zeit verschlossen werden soll. Auch ist gefordert worden, daß die Aortenklemmen nach Anastomosierung langsam geöffnet werden sollen. Reserpin und Hydralazin sind, wie oben erwähnt, die Drogen der Wahl. Ganglion-Blocker erzeugen Ileus und können Schmerz und Krämpfe hervorrufen. Steroide sind von zweifelhaftem Wert. Sie sind, wenn sie überhaupt verwendet werden, mit großer Vorsicht zu verabreichen. Präoperative Darm-Sterilisation und -vorbereitung sowie postoperative nasogastrale Stauung, zusammen mit intravenöser Nahrungszufuhr, haben zweifelhaften Wert.

c) Andere Komplikationen
Dissektion und Nahtruptur: Als ungewöhnliche Komplikation in der unmittelbar postoperativen Periode auftretend, ist diese im allgemeinen eine Folge fehlerhafter Technik. Sie zeigt sich durch starke Schmerzen im Brustkorb und im Rücken, mit Fieber, Verschwinden oder Abschwächung des Femoralpulses an. Spätruptur bis zu einem Jahr nach dem Eingriff ist beschrieben worden und bei Aortentransplantaten ist es mehr als eine Dekade nach der Operation dazu gekommen.
Akutes Nierenversagen: Akute tubuläre Nekrose ist eine seltene Komplikation. Sie tritt besonders dann auf, wenn Trimetaphoncamphersulfonat (Arfonad) zur intraoperativen Verminderung des Blutdruckes verabreicht wurde. LEPERE [29] hat einen Todesfall neun Tage nach der Operation beschrieben und wir selbst haben diesen Zwischenfall bei einem Patienten, der sich wieder erholte, erlebt.
Neurologische Komplikationen: Eine Rückenmarkschädigung, wahrscheinlich auf der Basis einer ischämischen Nekrose, ist eine tragische Komplikation, die in spastischer Paraplegie endet. Um dies zu vermeiden, wurde das Operieren unter Hypothermie — besonders bei Patienten mit unzureichend entwickeltem Kollateralkreislauf — vorgeschlagen.

Operationsergebnisse

Eingriffe bei Aortenisthmusstenose werden gewöhnlich als prophylaktische Maßnahme durchgeführt. Das ideale Alter liegt vor der Pubertät, wenn möglich zwischen dem 6. und 10. Lebensjahr. Das Operationsrisiko ist hier am geringsten und lag in unseren Händen bis heute bei 0. Die Gefährdung nimmt mit höherem Lebensalter und bei Komplikationen, besonders einer fortgeschrittenen Herzerkrankung, beträchtlich zu. Das hohe Risiko schwerkranker Kleinkinder mit Herzversagen wurde bereits diskutiert.

Unter den ersten siebzig von uns operierten Patienten traten zwei Todesfälle, jeweils bei Kranken in ihren späten zwanziger Jahren, auf. Bei einem bestand schwere Aorteninsuffizienz mit Stauungsversagen des Herzens, das auf internistische Behandlung nicht ansprach; der andere Patient verstarb an einer postoperativen Dissektion und Ruptur.

Das Vorhandensein eines Femoralpulses unmittelbar nach der Operation weist auf eine zufriedenstellende Anastomose hin. Wird jedoch der systolische Druck mit einer Baumannschen Manometermanschette gemessen, so liegt er nicht immer höher als der Brachialpuls, wie dies beim Gesunden der Fall ist. Der systolische Druck bei hypertensiven Patienten sollte immer innerhalb eines Monats nach dem Eingriff fallen. Der Blutdruck sinkt dabei nicht unbedingt bis zum Normwert ab und CLELAND u. Mitarb. haben über eine nennenswerte Anzahl von Patienten mit Residualhochdruck berichtet [30]. Dies scheint mit besonderer Häufigkeit in der Gruppe älterer Patienten einzutreten und weist wiederum auf die Wichtigkeit eines chirurgischen Eingriffes von Etablierung des Hochdrucks hin.

Symptomatische Patienten werden durch die Operation in der Regel erheblich gebessert, mit Ausnahme solcher Kranker, die an schweren zusätzlichen Defekten leiden. Im Laufe der Zeit können diese Anomalien ihre eigene schwere und fortschreitende Symptomatik bieten, so daß weitere Behandlung notwendig wird (s. Abschnitt Ventrikelseptumdefekt, S. 86). Aortenstenose und zweizipflige Aortenklappen kommen häufig im Zusammenhang mit Aortenisthmusstenose vor, so daß die Prognose vom Schicksal der Aortenklappenläsion abhängen kann. Zwei unserer Patienten verstarben an schweren Aortenklappenleiden mehrere Jahre nach erfolgreicher Behandlung der Aortenisthmusstenose.

Nach der Operation sollte eine Rekonvaleszenz von mindestens drei Wochen eingeräumt werden. Danach folgt eine Periode der langsamen Wiederaufnahme normaler Aktivität; wir bevorzugen es, mindestens 6 Monate verstreichen zu lassen, bis der Patient ein volles und aktives Leben wieder aufnimmt und lehnen starke körperliche Betätigung, wie Ballspiel und Gewichtheben, während des ersten Jahres ab.

IV. Vorhofseptumdefekt

Der Vorhofseptumdefekt ist der häufigste angeborene Herzfehler, den man in der Jugend und im Erwachsenenalter antrifft. Er betraf 17% aller Patienten mit angeborenen Herzfehlern, die in der Herzklinik des Groote Schuur Hospital diagnostiziert [2] und ebenso 17% aller Patienten mit kongenitalen Herzleiden, die dort operiert worden sind [1]. Der Vorhofseptumdefekt wird sehr selten im Kleinkindalter erkannt, obgleich er von Geburt an vorhanden ist. Dies hängt vermutlich mit der Tatsache zusammen, daß der Füllwiderstand (Dehnbarkeit) des rechten Ventrikels zum Zeitpunkt der Geburt demjenigen des linken entspricht. Ein signifikanter Links-rechts-Shunt kann sich nur entwickeln, wenn die bei der Geburt vorhandene rechtsventrikuläre Hypertrophie verschwindet. Dies findet während eines Zeitraumes von bis zu drei Jahren statt. Nach dem dritten Lebensjahr entsteht das klinische Bild des Vorhofseptumdefekts häufiger.

Endokardkissendefekte (besonders die mit großen Ventrikelseptumdefekten verbundenen) werden andererseits aufgrund des resultierenden Lungenhochdrucks und der biventrikulären Überlastung früher erkannt. Diese Anomalie trat in 3% der Patienten mit kongenitalen Herzleiden auf, die in der Herzklinik des Groote Schuur Hospital beobachtet wurden [2] und bei 4% der zur Behebung kongenitaler Herzleiden durchgeführten Operationen [1].

Embryologie (Abb. 17)

Die Unterteilung des systematischen und des pulmonal-venösen Systems geschieht durch Trennung des gemeinsamen primitiven Vorhofs des Atrioventrikularkanals und des Sinus venosus. Störungen in der Trennung verursachen die meisten angeborenen Defekte des Atriums, die einen herzchirurgischen Eingriff erfordern.

Die Septumbildung beginnt mit der Entstehung eines halbmondförmigen Wulstes, der als Septum primum der dorsocranialen Vorhofwand bekannt ist. Das Septum wächst caudal in Richtung auf den atrioventrikulären Kanal zu. Ungefähr zur selben Zeit entstehen zwei lokale Verdickungen an den Wänden des Kanals, eine dorsal und eine ventral. Dies sind die Endokardkissen des atrioventrikulären Kanales, die durch ihr Wachstum etwa in der sechsten Schwangerschaftswoche verschmelzen, um den Kanal in eine rechte und eine linke Hälfte teilen (Tricuspidalostium bzw. Mitralostium).

Etwa in der fünften Woche des Embryonallebens kommt es zu wichtigen Veränderungen in den venösen Kanälen des Herzens. Die linke obere Kardinalvene beginnt proximal zu atrophieren, während ihr distaler Anteil als Coronarsinus und schräge Vene von Marshall verbleibt. Es erfolgt eine Wendung des Sinus venosus nach rechts. Normalerweise verschmilzt der Sinus venosus mit dem Teil des Atriums, der rechts von den Entwicklungssepten liegt. Die Vena cava superior verlagert sich an die gewohnte Stelle nach rechts. Dieser Vorgang läßt einen intersepto-valvulären Raum zwischen der Valve der Vena cava superior und dem Septum primum für die Entwicklung des Septum secundum frei.

Durch schrittweise craniale Ausdehnung der verschmolzenen Endokardkissen, die zur Füllung des Raumes zwischen den konkaven Rändern des Septum primum auswachsen, erfolgt die komplette Unterte-

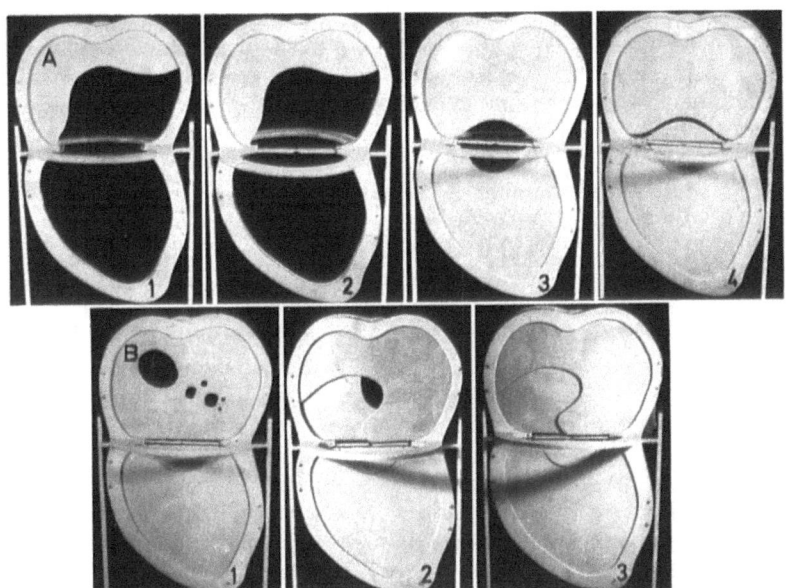

Abb. 17. A: Diese Photographien eines Modells zeigen bei Aufblick von rechts die verschiedenen Entwicklungsstadien des Vorhofseptums. 1. Ausbildung des halbmondförmigen Septum primum im dorso-cranialen Bereich der Vorhofwand. Zu bemerken ist die beginnende Entwicklung der dorsalen und ventralen Endokardkissen. 2. In diesem Stadium hat ein Abwärtswachsen des Septum primum stattgefunden, und der Atrioventrikularkanal ist durch die Vereinigung des dorsalen und ventralen Endokardkissens vollständig getrennt. 3. Zwischenzeitlich hat die Septation der Ventrikel begonnen. In diesem Stadium besteht immer noch eine Verbindung zwischen der rechten und linken Herzhälfte über das Ostium primum und das interventrikuläre Foramen. Wenn ein normales Wachstum dieser Septen anhält, so wird das in der folgenden Abbildung illustrierte Stadium erreicht (4). Verschluß des Ostium primum durch craniale Ausdehnung der Endokardkissen und Auswachsen des membranösen Septums vervollständigen die Trennung der rechten und linken Herzhälfte. Ein anhaltender Blutdurchtritt von rechts nach links ist jedoch während des Fetallebens notwendig, und deshalb kommt es zu den in der nächsten Abbildung dargestellten Veränderungen. B: Photographische Darstellung eines Modells bei Aufblick von rechts in Fortsetzung der Illustrationen der verschiedenen Entwicklungsstadien des Vorhofseptums. 1. Mehrere Verbindungen entwickeln sich im Septum primum, und diese verschmelzen schließlich unter Ausbildung des Ostium secundum. 2. Die Entwicklung des Septum secundum, das ebenfalls Halbmondform besitzt, aber mehr nach dorsocaudal zeigt, wird hier dargestellt. Dieses entwickelt sich weiter, indem es einen Defekt an der Dorsalseite übrigläßt, der als Foramen ovale bekannt ist. 3. Man kann sehen, wie sich ein Einwegventil entwickelt, dessen eine Komponente das Septum primum zusammen mit dem Ostium secundum, die andere das Septum secundum und das Foramen ovale bilden. Diese Klappe sorgt für einen freien Blutübertritt von rechts nach links, jedoch unter Normalbedingungen nicht von links nach rechts

lung des gemeinsamen Atriums. Um die Blutzufuhr zum linken Herzen zu gewährleisten entsteht die komplette Trennung nicht sofort, sondern mehrere kleine Perforationen entwickeln sich in cranialen Abschnitten des Septum primum. Diese verschmelzen zu einer nennenswerten Öffnung, die als interatriales Foramen secundum oder Ostium secundum bekannt ist.

Es ist klar, daß die einfache Septation nicht eine komplette Unterteilung der Vorhöfe herbeiführen und gleichzeitig den Blutübertritt von rechts nach links während des Fetallebens sicherstellen kann. Die Lösung liegt in der Entwicklung eines Einwegventils, das während des Fetallebens freien Durchfluß des Blutes von rechts nach links erlaubt, das sich aber als Folge des Druckanstieges im linken Vorhof, der ja bei der Geburt erfolgt, sofort schließt. Das Septum primum mit dem Ostium secundum bildet die erste Komponente dieses Ventils, während die andere das Septum secundum und die Fossa ovalis darstellen.

Wie das Septum primum, ist auch das Septum secundum halbmondförmig, aber der nach caudal weisende offene Teil zeigt nach dorsal, mehr in Richtung auf den unteren Abschnitt des Sinus als auf den atrioventrikulären Kanal. Indem das Septum secundum, das wesentlich dicker als das Septum primum ist, den Eingang der Vena cava superior erreicht, nimmt seine Wachstumsgeschwindigkeit ab um schließlich zu wachsen aufzuhören, bevor es den Eingang der Vena cava berührt. Es hinterläßt somit eine charakteristische Öffnung, das Foramen ovale, das einen dicken oberen Rand, bekannt als Limbus fossae ovalis, besitzt. Die Lage der Fossa ovalis entspricht nicht der Position des Foramen secundum, sondern liegt caudal und dorsal davon und ist daher vollkommen von dünnem Septum primum überdeckt.

Die beiden Septa verschmelzen vollständig mit Ausnahme der Limbusregion und Blut kann immer noch in das Foramen ovale und durch das Ostium secundum im Sinne eines Einwegventiles fließen. Diese Klappe wird als das valvuläre Foramen ovale bezeichnet. Wenn jedoch bei der Geburt die Fetalzirkulation aufhört und das Herz die volle Belastung mit Blut aus der Lunge erhält, ist ein weiteres Funktionieren dieses Ventils unnötig und das Gewebe sproßt aus. Die Verschmelzung schreitet nur langsam fort, so daß zwischen dem dritten und neunten postnatalen Monat die Klappe ein fester Bestandteil des Vorhofseptums wird.

Wie bereits festgestellt, spielen die dorsalen und ventralen Endokardkissen eine wichtige Rolle in der Unterteilung des Vorhofs. Es handelt sich dabei um Gewebsmassen, die nicht nur vordere und hintere Dimensionen besitzen, sondern die sich auch nach oben, unten und nach links und rechts über eine gewisse Strecke ausdehnen (Abb. 18). Zusätzlich zur Trennungsfunktion des gemeinsamen Atrioventrikularkanals nehmen sie teil an der Trennung des gemeinsamen Vorhofs und Ventrikels und an der Bildung der Atrioventrikularklappe. Der linke

Auswuchs verschmilzt, um das anteromediale Segel der Mitralklappe zu bilden, und der rechte bildet das septale Segel der Tricuspidalklappe aus. Die craniale Ausdehnung verschmilzt mit dem unteren Rand des primären Vorhofseptums und die caudale entwickelt sich in den hinteren Abschnitt des interventrikulären Septums.

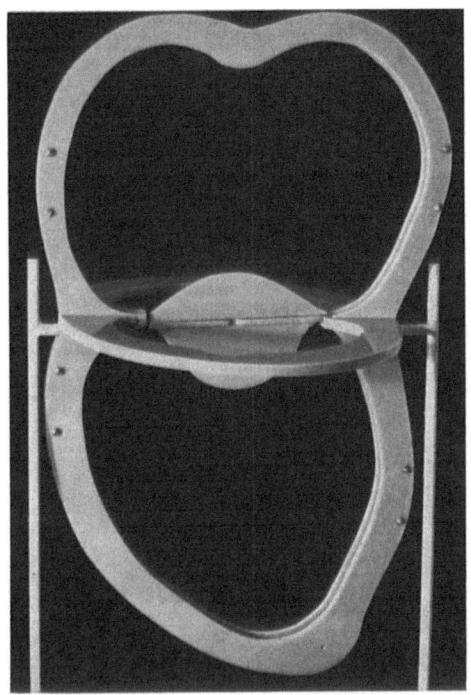

Abb. 18. Photographische Darstellung des Modells mit Illustration des Einflusses der Endokardkissen auf die Septation der Ventrikel und Vorhöfe und die Ausbildung der Mitral- und Tricuspidalklappen

Defekte des Vorhofseptums

Wie beschrieben, bedeutet die Unterteilung des systemischen und pulmonalen venösen Systems eine Trennung des Sinus venosus, des primitiven Atriums und des Atrioventrikularkanals. Jeder Fehler in dieser Unterteilung hat eine Verbindung zwischen dem rechten und linken Vorhof zur Folge, mit oder ohne Fehlmündung eines Teiles oder aller Lungenvenen auf der rechten Seite der abnormen Septation. Die entstehenden Defekte lassen sich in drei Gruppen einteilen:

1. Defekte mit abnormer Trennung des Sinus venosus;
2. Defekte mit abnormer Trennung des primitiven Atriums;
3. Defekte mit abnormer Trennung des Atrioventrikularkanals.

1. Defekte mit abnormer Teilung des Sinus venosus

Mehrere Theorien, die sich mit der Entstehung dieser Anomalien beschäftigen, sind vorgeschlagen und in übersichtlicher Form in einer Arbeit von HARLEY [31] dargestellt worden. Die embryologischen Ursachen dieser Defekte bleiben unbekannt. Sie betreffen jedoch sicher die Einbeziehung des Sinus venosus in das Atrium.

Wenn die linke obere Kardinalvene zu atrophieren beginnt, wendet sich der Sinus venosus nach rechts und kommt auf der rechten Seite des sich entwickelnden Septum primum zu liegen, so daß ein Raum entsteht zwischen der Mündung der Vena cava superior und dem Septum primum, in dem sich das Septum secundum entwickelt. Man hat festgestellt, daß die Lokalisation dieses Defekttypus mit derjenigen des Ostium secundum übereinstimmt. LEWIS [32] und HARLEY [31] nehmen daher an, daß ein Sinus venosus-Defekt dann entsteht, wenn der Sinus venosus sich nicht nach rechts wendet, so daß kein Raum für die Entwicklung des Septum secundum verbleibt. Als Folge ist das Ostium secundum vom Septum secundum unbedeckt, so daß ein hoher Defekt zwischen den beiden Vorhöfen resultiert (Abb. 19). Die Verknüpfung dieses Defekttypus mit Lungenvenenfehlmündung, gewöhnlich der rechten oberen Lungenvene, läßt sich schwer erklären. Wahr-

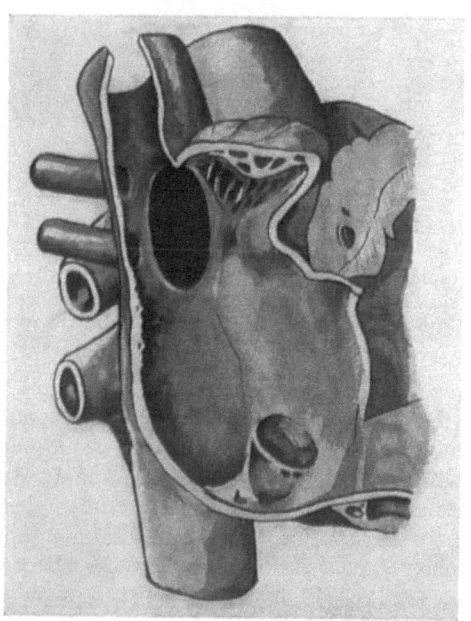

Abb. 19. Vorhofseptumdefekt vom Sinus venosus-Typ. Es liegt ein hoher Vorhofseptumdefekt mit abnormer Lungenvenendrainage in die distale Vena cava superior vor

scheinlich ist, daß derjenige Teil des linken Atriums, in welches die Pulmonalvenen münden (das Vestibulum) wie bei Amphibien von einem Teil des Sinus venosus abstammt. Wenn der Sinus venosus unvollständig getrennt ist, kann ein Teil seiner linken Ausdehnung auf der rechten Seite des Septums zu liegen kommen, so daß die charakteristische Kombination eines unmittelbar unterhalb der Vena cava superior gelegenen Vorhofseptumdefektes mit Fehlmündung der Lungenvenen entsteht.

2. *Vorhofseptumdefekte mit abnormer Teilung des primitiven Vorhofs (Abb. 20).*

Diese Defekte sind häufig und entstehen aus der unvollständigen Bedeckung des Septum secundum. Das Ostium secundum kann aufgrund der folgenden Entwicklungsstörungen offen bleiben:

a) Unvollständige Fusion des Septum primum und des Limbus fossae ovalis. Unter normalen Bedingungen zieht dieser Defekt keine hämodynamischen Störungen nach sich, da der höhere linksatriale Druck den Defekt verschlossen hält. Dieses Bild ist als sondendurchgängiges Foramen ovale bekannt und liegt bei 20—25% aller Erwach-

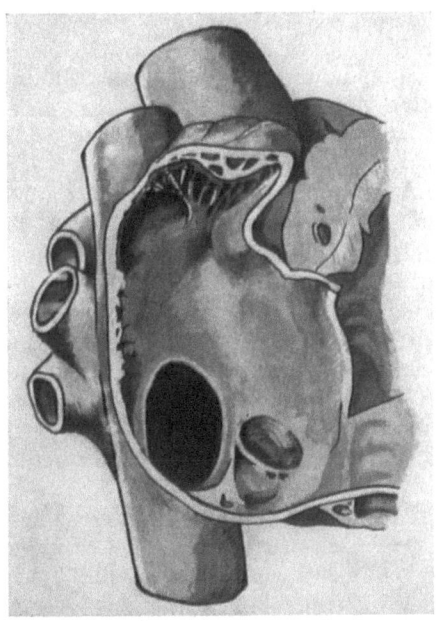

Abb. 20. Niedrigliegender Vorhofseptumdefekt, der aus einer abnormen Trennung des primitiven Vorhofs resultiert. Dieser Defekt kann überall im Vorhofseptum, mit Ausnahme der Regionen des Primum- oder Sinus venosus-Defektes, vorkommen

senen vor. Andererseits entsteht ein Rechts-links-Shunt, wenn eine zusätzliche Anomalie, wie z. B. eine Pulmonalstenose, ebenfalls vorhanden ist, so daß der rechtsatriale Druck denjenigen im linken Vorhof übersteigt. Gewöhnlich wird das Ventil wieder dicht, sobald die Korrektur der zusätzlichen Anomalie zu einer Abnahme des rechtsatrialen Druckes führt. Nicht selten zieht der hohe rechtsatriale Druck eine Ausweitung des Foramen ovale-Ventils nach sich. Dichtigkeit des Ventils kehrt mit der Normalisierung des rechtsatrialen Druckes nicht wieder; in solchen Fällen ist ein chirurgischer Verschluß des Defektes notwendig.

b) Eine Schlußunfähigkeit des Klappenmechanismus kann auch entstehen, wenn das Foramen ovale nicht ausreichend bedeckt, zu groß oder abnorm gelegen ist. Normalerweise bleibt das Foramen secundum klein, und in cranialer Position bedeckt der Rest des Septum primum ausreichend das mehr caudal gelegene Foramen ovale des Septum secundum. Bei sehr starker Resorption des Septum primum wird das Ventil des Foramen ovale zerstört und die Öffnung bleibt ungeschützt. Wenn das Septum secundum sich in der Weise entwickelt, daß das Foramen ovale über dem Ostium secundum entsteht und eine unbeschützte Öffnung übrig bleibt, so liegt eine permanente Kommunikation zwischen rechtem und linkem Vorhof vor.

c) Ein anderer Weg, auf dem eine anatomische Öffnung des Foramen ovale entstehen kann, ist die Resorption des Septum primum in abnormer Lokalisation, d. h. mehr caudal gegenüber dem Foramen ovale. Das Ventil des Foramen ovale ist dabei gefenstert und folglich undicht.

d) Jede beliebige Kombination der erwähnten Mechanismen kann wirksam werden, um eine interatriale Kommunikation zu schaffen.

3. Defekte mit abnormer Teilung des Atrioventrikularkanales

Eine niedrig liegende interatriale Kommunikation entsteht, wenn sich die Endokardkissen nicht in der Weise entwickeln, daß sich das Ostium primum im Septum primum verschließt. Dieser Defekt entsteht selten alleine [33, 34]. Gewöhnlich liegt eine inkomplette Fusion mit einer oder mehrerer Komponenten der Endokardkissen ebenfalls vor, so daß eine Vielzahl von angeborenen Herzanomalien die Atrioventrikularklappen und das Ventrikelseptum betreffend, resultieren. KIELY u. Mitarb. [35] fordern 14 mögliche theoretische Kombinationen.

Fehler in der Entwicklung der Endokardkissen führen zu Endokardkissendefekten, dem sogenannten Canalis atrioventricularis communis. Die dorsalen und ventralen Endokardkissen teilen, wie vorher erwähnt, den gemeinsamen Atrioventrikularkanal, so daß die Vorhöfe von den Ventrikeln getrennt und die Entwicklung der Mitral- und Tricuspidalklappen begünstigt werden. Diese Kissen teilen nicht nur das Vorhofseptum vom Ventrikelseptum ab, sondern sie nehmen darüber hinaus in der Ausbildung der atrioventrikularen Klappensegel teil und steuern zur Entwicklung der Herzsepten bei. Praktisch gesprochen, haben Fehlbildungen der Endokardkissen zwei Störungen zur Folge: Endokardkissendefekte ohne und mit Ventrikelseptumdefekt.

Im ersten Fall entsteht genügend Ventrikelseptumgewebe, um eine Kommunikation zwischen den beiden Kammern zu vermeiden. Der Mangel an Vorhofseptum bleibt immer bestehen und schwankt von vollständiger Abwesenheit der Vorhofwand (gemeinsames Atrium) bis zu verschiedenen Graden der teilweisen Abwesenheit des Septums (Ostium primum-Defekt, partieller Endokardkissendefekt, partieller Canalis atrioventricularis communis). Unterschiedliche Grade der Fehlbildung des anteromedialen Segels der Mitralklappe gehen damit einher, und gelegentlich ist die Tricuspidalklappe ebenfalls betroffen. Es ist von Wichtigkeit zu wissen, daß Spaltbildungen in den mitralen und tricuspidalen Klappensegeln nicht notwendigerweise die Dichtigkeit dieser Klappen stören; andererseits kann eine massive Mitralinsuffizienz zusammen mit trivialen Vorhofseptumdefekten angetroffen werden.

Beim zweiten Typ sind die Vorhöfe unvollständig von den Kammern getrennt, die Mitral- und Tricuspidalklappen sind defekt und die Vorhof- und Ventrikelsepta besitzen ebenfalls Öffnungen. Die Größe des Ventrikelseptumdefektes wechselt von vollständiger Abwesenheit des Septums bis zu einem Gewebemangel nur im oberen Abschnitt, so daß die Atrioventrikularklappen nicht entsprechend befestigt sind. Die hämodynamischen Störungen von Ventrikelseptumdefekt und Atrioventrikularklappen gesellen sich zu jenen des Vorhofseptumdefektes hinzu. Ventrikelseptumdefekte mit gespaltenen Atrioventrikularklappen, aber ohne Vorhofseptumdefekt sind selten angetroffen worden.

Die hämodynamischen Auswirkungen des Vorhofseptumdefekts

Der Blutdurchtritt durch einen Vorhofseptumdefekt wird bis zu einem gewissen Grade bestimmt von der Größe des Defektes. In den seltenen Fällen mit kleiner Öffnung tritt eine relativ geringe Blutmenge durch den Defekt. Bei großem Defekt, wie üblich 2 cm² oder mehr, wird die Größe und die Richtung des Shuntes vornehmlich durch die relativen Füllwiderstände des rechten und linken Ventrikels bestimmt. Gewöhnlich bietet der rechte Ventrikel wesentlich weniger Widerstand als der linke, und der Shunt ist daher vom linken zum rechten Atrium gerichtet, so daß ein erhöhtes Auswurfvolumen des rechten Ventrikels entsteht. Das systemische Auswurfvolumen ist gewöhnlich normal, wogegen der Pulmonalfluß den systemischen um mehr als das sechsfache übertreffen kann.

Trotz des erhöhten pulmonalen Durchflusses ist der pulmonale Druck gewöhnlich normal oder nur geringgradig erhöht, da ein normaler oder erniedrigter pulmonaler Gefäßwiderstand vorliegt. Gelegentlich treten Veränderungen in den kleinen muskulären Arterien und Arteriolen der Lungen auf (besonders während der Schwangerschaft), was zu einem erhöhten Widerstand und zu pulmonaler Hypertension führt. Übermäßige Druckarbeit bedeutet rechtsventrikuläre Hypertrophie, die ihrerseits den diastolischen Füllungswiderstand erhöht und die Aufnahmebereitschaft des Ventrikels (Dehnbarkeit) vermindert, so daß der Links-rechts-Shunt kleiner wird. Wenn der Füllungswiderstand des rechten Ventrikels denjenigen des linken übersteigt, so entsteht ein vorwiegender Rechts-links-Shunt mit arterieller Desaturation.

Rechtsherzversagen kann jedoch eine Folge anhaltender Volumenüberbelastung ohne Entstehung eines pulmonalen Hypertonus sein, wobei meist Vorhofflimmern vorliegt. Bevor diese Diagnose gestellt wird, muß jedoch Linksherzversagen, zum Beispiel als Folge von Hochdruck, Mitralklappenerkrankung, Thyrotoxikose usw. ausgeschlossen werden. Da beide Vorhöfe in freier Kommunikation miteinander steken, kann ein linksseitiges Versagen durch die Erhöhung des Jugularvenendruckes am Krankenbett erkannt werden.

Wenn eine Fehlentwicklung der Mitralklappe, ob erworbenen oder angeborenen Ursprungs, vorhanden ist, so superimponieren sich die Auswirkungen der Mitralstenose oder Mitralinsuffizienz auf die vom Vorhofseptumdefekt ausgelösten Veränderungen. Wegen der freien Verbindung zwischen den Vorhöfen verteilt sich die Druckwirkung auf beide Vorhöfe, was möglicherweise die geringe Erhöhung des rechten Vorhofdruckes und die Abwesenheit einer Stauung der Lungencapillaren erklärt. Ist die Trikuspidalklappe betroffen, so überlagern die Auswirkungen einer Tricuspidalinsuffizienz die anderen vorhandenen hämodynamischen Störungen.

Wenn ein Ventrikelseptumdefekt ebenfalls vorliegt, so unterscheiden sich die hämodynamischen Veränderungen nicht von jenen eines unkomplizierten Ventrikelseptumdefektes, nur daß das Blut direkt vom linken Ventrikel in das rechte oder linke Atrium übertreten, oder vom linken Ventrikel in den rechten Ventrikel und den rechten Vorhof gelangen kann, da ja eine zusätzliche Klappendeformität vorliegt. Die Folgen des Ventrikelseptumdefektes beruhen auf seiner Größe und dem pulmonalen Gefäßwiderstand.

1. Ostium secundum- und Sinus venosus-Defekte

Klinischer Befund

Das gehäufte Vorkommen beim weiblichen Geschlecht (3 : 2), die seltene Diagnose im Kleinkindalter, die geringen oder abwesenden Symptome während der ersten drei Lebensdekaden und die zunehmende Leistungsunfähigkeit in der dritten und vierten Lebensdekade als Folge der späten Entwicklung eines Herzversagens und schwerer pulmonaler Hypertension, sind charakteristisch für den Secundumund Sinus venosus-Defekt. Die meisten Kranken werden wegen zufälliger Herzgeräusche, die während Routineuntersuchungen oder sonstiger Erkrankungen festgestellt wurden, eingewiesen. Oft führt die radiologische Untersuchung des Brustkorbs zur erstmaligen Feststellung einer Herzerkrankung. Die Frühsymptome bestehen gewöhnlich in einer geringen Dyspnoe bei Belastung, Ermüdbarkeit oder Herzklopfen, und eine Anamnese bezüglich respiratorischer Infektionen, besonders während der Kindheit, ist nicht selten. Oft empfinden angeblich symptomfreie Patienten ihre präoperative Leistungsbegrenzung nur, nachdem der Defekt chirurgisch verschlossen worden ist [36].

Die meisten Patienten verspüren einen gewissen Grad der Leistungsfähigkeit im dritten Lebensjahrzehnt, obzwar gelegentlich die Erkrankung erstmalig im sechsten oder achten Jahrzehnt oder sogar später erkannt wird. Wegen der relativ harmlosen, leicht zu tolerierenden Natur der Erkrankung, kann sie mit einer vollen normalen und asymptomatischen Lebensspanne vereinbar sein. Wenn man dies nicht weiß, sind häufige Fehler in der Diagnose von Kranken im mittleren oder späteren Lebensalter zu erwarten. Ein familiäres Auftreten der Erkrankung ist wohl dokumentiert, aber selten. Diese Defekte kommen ungefähr viermal häufiger vor als Endokardkissendefekte [37].

Untersuchung

Körperliche Entwicklung und Körperbau sind gewöhnlich normal, jedoch wurden ein hoher, bogenförmiger Gaumen, eine Arachnodaktylie und ein zarter Habitus beschrieben. Der venöse und systemische Blutdruck sind normal.

Der Vorhofseptumdefekt ist eines der kongenitalen Herzleiden, bei welchen ein Vorhofflimmern mit nennenswerter Häufigkeit auftritt. Diese Tatsache steht wahrscheinlich in Beziehung zum Alter des Patienten, da ein Vorhofflimmern selten vor der vierten Dekade auftritt. Wenn vor allem im jüngeren Alter vorhanden, so sollte der Verdacht einer Mitralklappenerkrankung (Lutembacher-Syndrom) in Betracht gezogen werden.

Bei der Palpation des Brustkorbs liegen klare Anhaltspunkte einer diastolischen Überlastung des rechten Ventrikels gewöhnlich vor. Der kraftvolle, oft hebende Apex kann mit einem überaktiven linken Ventrikel verwechselt werden. Der Apex wird jedoch hier durch den vergrößerten rechten Ventrikel gebildet, was am parasternalen Heben, das mit dem apikalen Stoß einhergeht, erkannt werden kann. Pulsation des Ausflußtraktes und der Pulmonalarterien ist häufig sicht- und tastbar und ein begleitendes Schwirren findet sich nicht selten, besonders bei dünner Brustwand und vorhandener links parasternaler Vorwölbung, so daß der Thorax verformt erscheint. Wenn der Vorhofseptumdefekt mit einer massiven Mitralinsuffizienz einhergeht oder mit einem Ventrikelseptumdefekt, so werden die typischen Stigmata dieser Leiden angetroffen.

Bei der Auskultation ist gewöhnlich ein pulmonales, systolisches Auswurfgeräusch vorhanden, und zwar fast immer von der Intensität der Grade 2—3/6. Gelegentlich ist dieses laut und mit einem Schwirren verbunden, das häufig, aber nicht notwendigerweise, auf einen Gradienten über die Pulmonalklappe hinweg hinweist. Das Geräusch ist häufig funktioneller Natur und wird erzeugt durch ein großes Blutvolumen, das durch die Klappe ausgeworfen wird. Das Geräusch läßt sich am Rücken unterhalb der Schulterblätter gut hören, wahrscheinlich wegen der häufigen Abwärtsleitung in den Pulmonalarterien. Eine der wichtigsten diagnostischen Befunde ist ein diastolisches Geräusch im Tricuspidalgebiet, das einen eigentümlichen hohen Ton besitzt und in bemerkenswerter Weise mit der Inspiration wechselt. In der Tat wird es manchmal nur auf der Höhe der Inspiration hörbar. In anderen Fällen ist dieses Geräusch laut und ausgedehnt und kann bis zum Apex ausstrahlen. Da der Apex und die ganze Vorderwand des Herzens vom rechten Ventrikel gebildet sind, kann das Geräusch versehentlich einer Mitralstenose zugeschrieben werden. Eine Pulmonalinsuffizienz läßt sich nur schwer von einem tricuspidalen Flußgeräusch unterscheiden und kann nur mit Sicherheit diagnostiziert werden, wenn das Geräusch im Pulmonalgebiet lokalisiert ist oder wenn schwere pulmonale Hypertension besteht.

Abnorme Spaltung des zweiten Herztons ist einer der auffallendsten Befunde des Vorhofseptumdefektes. Die Breite der Spaltung ist ohne Bedeutung, da die Spaltung gewöhnlich nicht mehr als 0,04 sec bei gehaltener Inspiration beträgt. Dagegen ist die Fixierung des Spaltungsintervalles der charakteristische auskultatorische Befund. Normalerweise schließt der zweite Ton vollständig bei der Exspiration auf und weicht vom ersten während der Inspiration einen unterschiedlichen Betrag ab, so daß der Wechsel von Spaltung zu Einzelton leicht erkannt werden kann. Obgleich beim Vorhofseptumdefekt phonokardiographisch eine kleine Veränderung im Grad der Spaltung oft vorhanden ist, fällt es bei der Untersuchung des Kranken im Bett außerordentlich schwer, die Bewegungen des zweiten Tones zu verfolgen, wenn dieser Ton ein einzelner oder nur sehr geringgradig gespalten ist. Eine Verstärkung des ersten Herztones liegt häufig vor und ein „opening snap" kann gehört werden, so daß der Eindruck einer Mitralstenose entsteht. Eine breite Spaltung des ersten Tones liegt häufig vor.

Elektrokardiographische Untersuchung

Diese ist das wichtigste Mittel zur Unterscheidung von Secundumdefekten von Endokardkissendefekten. Abweichung der elektrischen

Achse nach rechts, bei einem mittleren QRS-Vektor zwischen +90° und +150° in der Frontalebene mit im Uhrzeigersinne drehender Schlinge, inkomplettem Rechtsschenkelblock oder rechtsventrikulärer Hypertrophie findet man bei fast allen Patienten mit Secundumdefekten. Andererseits ist eine linke Achsendeviation bei einem mittleren QRS-Vektor zwischen +30° und −120° und einer im Gegenuhrzeigersinn laufenden Schlinge äußerst typisch für einen Endokardkissendefekt (Abb. 21). Ausnahmen dieser Regel findet man selten.

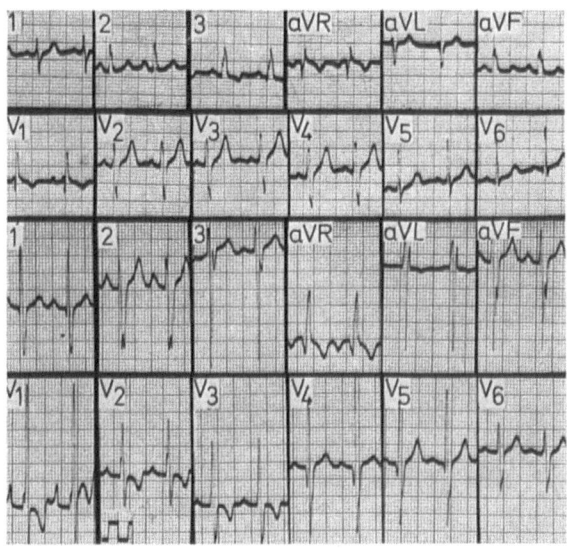

Abb. 21. Elektrokardiogramme eines Ostium secundum und Endokardkissendefektes sind zum Zwecke der Unterscheidung dargestellt. Beide zeigen einen inkompletten Schenkelblock, jedoch liegt bei ersterem eine rechtsseitige Achsendeviation (+110) mit im Uhrzeigersinn drehender Schleife in der Frontalebene vor, im letzteren Falle eine linksseitige Achsendeviation (−110) mit einer im Gegenuhrzeigersinn drehenden Schleife

Radiologische Untersuchung (Abb. 22)

Das Herz ist bei einem kardio-thorakalen Verhältnis von mehr als 50% gewöhnlich vergrößert, und zwar ausschließlich aufgrund der Vergrößerung des rechten Vorhofs und des rechten Ventrikels. Je größer der Shunt, desto mehr nimmt im allgemeinen das kardio-thorakale Verhältnis zu; die kleine Aorta und die vergrößerte Lungenschlagader sowie die linke Pulmonalarterie erzeugen einen charakteristischen Schatten in der anteroposterioren Projektion. Die Lungen zeigen die klassischen Anzeichen einer pulmonalen Plethora mit stark dilatierten

Lungengefäßen, die sich weit in die Peripherie der Lunge hinaus verfolgen lassen. Die Größe des Links-rechts-Shunts beim Secundumdefekt läßt sich recht genau auf einer guten Frontalaufnahme ermessen [38]. Kleine Shunts erkennt man an dem Vorhandensein einer Plethora

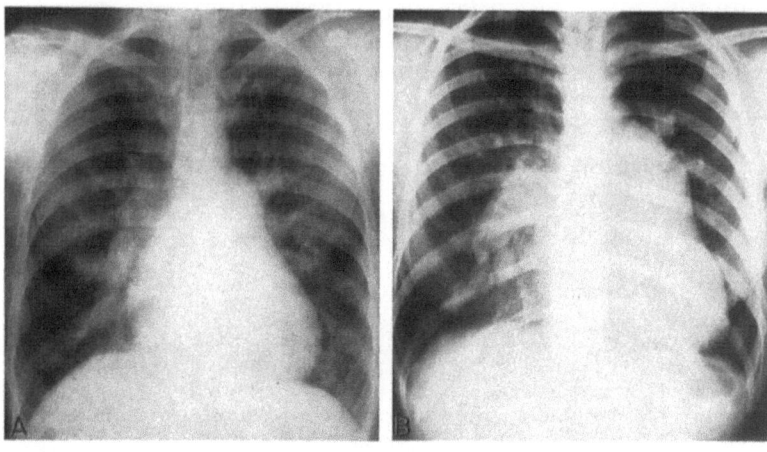

Abb. 22. Bei A und B ist eine Vergrößerung der rechten Herzhälfte und der Pulmonalarterien vorhanden. Bei A ist der Lungengefäßwiderstand normal, und es besteht ein großer Links-rechts-Shunt. Daher die erhöhte pulmonale Gefäßzeichnung und die radiologischen Zeichen einer Lungenstauung. Bei B kann man auf massiv erhöhten pulmonalen Widerstand aus dem auffallenden Zulaufen der enorm dilatierten Lungenarterien und der verminderten Vascularisierung der Lungenperipherie schließen

in den oberen und mittleren Zonen der Lunge, wogegen große Kurzschlüsse durch das Vorhandensein einer über die ganze Lunge ausgedehnten Plethora charakterisiert sind. Periphere Gefäßabbrüche weisen auf pulmonale Hypertension hin. Ein besonders eindrucksvoller Befund bei Patienten mit schwerem pulmonalem Hochdruck ist der deutliche Kontrast zwischen den enorm dilatierten zentralen Lungengefäßen in Hilusnähe und den zulaufenden fadenförmigen Gefäßen in der Peripherie der Lunge. Ein tanzender Hilus oder starke Pulsationen der Pulmonalarterien sind das fluoroskopische Kennzeichen des Vorhofseptumdefektes.

Herzkatheterisierung

Wenn auch die Diagnose mit weitgehender Sicherheit am Krankenbett gestellt werden kann, ist es doch unsere Gewohnheit, alle Kranken vor dem chirurgischen Eingriff zu katheterisieren. Die Herzkatheterisierung weist das Vorhandensein eines Vorhofseptumdefektes nach, ebenso die Größe des Links-rechts-Shunt, den Lungengefäßwiderstand und das Vorhandensein von zusätzlichen Defekten. Dabei kann es unmöglich sein, einen Secundum- von einem Primumdefekt zu unterscheiden, besonders, wenn ein linksventrikuläres Angiogramm nicht durchgeführt wird. Ein Primumdefekt läßt sich von einem Secundumdefekt unterscheiden, wenn der Katheter unmittelbar vom rechten zum linken Ventrikel zurückgezogen wird, ohne den Vorhof dabei zu durchqueren. Eine Angiokardiographie des linken Ventrikels zeigt die charakteristische „Schwanenhals"-Deformität des Ausflußtraktes der linken Kammer [39], die durch die abnorme Lage des vorderen Mitralklappensegels bedingt ist (Abb. 23).

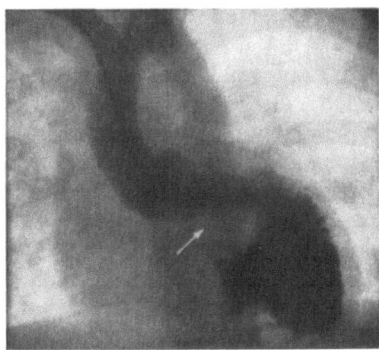 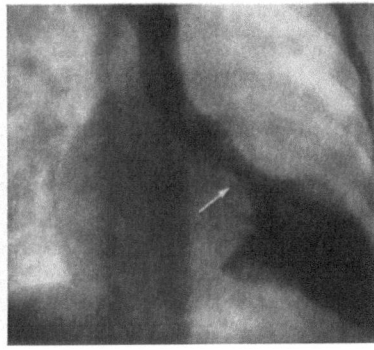

Abb. 23. Im antero-posterioren, linksventrikulären Angiogramm zeigt sich die „Schwanenhals"-Deformität der Ausflußbahn des linken Ventrikels, die auf abnorme Struktur und Befestigung der Mitralklappe schließen läßt

Sinus venosus-Defekte und fehlmündende Lungenvenen lassen sich gewöhnlich, besonders durch Verwendung der Farbstoffverdünnungsmethode, nachweisen.

Zusätzliche Krankheitserscheinungen

a) Pulmonalklappengradient: Ein lautes systolisches Pulmonalgeräusch, das von einem Schwirren im Pulmonalgebiet begleitet wird, zeigt nicht immer eine Stenose zwischen rechtem Ventrikel und Lungenschlagader an, es sei denn, das Geräusch wäre sehr langanhaltend oder eine besonders weite Spaltung des zweiten Herztons wäre vorhanden. Der Nachweis eines systolischen Druckunterschiedes zwischen dem rechten Ventrikel und der Pulmonalarterie bei der Katheterisation beweist nicht notwendigerweise, daß eine echte valvuläre Stenose vorhanden ist. Ein solcher Gradient verschwindet oft, bzw. wird erheblich reduziert, nachdem der Septumdefekt verschlossen ist.

Eine organische Pulmonalklappenstenose wird diagnostiziert, wenn ein unverhältnismäßig großer Gradient bei einem kleinen Links-rechts-Shunt gefunden wird. Echte organische Pulmonalstenosen verschiedenen Schweregrades kommen zweifellos vor. Ein extremes Beispiel dafür wäre die schwere Pulmonalstenose mit intaktem Ventrikelseptum und atrialer Shunt-Umkehr. Wenn auch hierbei der Shunt gewöhnlich durch ein ausgeweitetes Foramen ovale erfolgt, so kann auch ein echter Secundumdefekt vorliegen. Eine schwere Pulmonalstenose ändert die Dehnbarkeit des rechten Ventrikels, so daß sein Füllwiderstand sich von dem des Linken nur geringfügig unterscheidet, ihm gleicht, oder ihn sogar übersteigt. Als Folge findet sich dann ein kleiner Links-rechts-Shunt, überhaupt kein Shunt, oder gar ein Rechts-links-Shunt. Ähnliche Effekte erzeugt eine Verlegung der Tricuspidalklappe oder eine Hypoplasie des rechten Ventrikels.

b) Pulmonaler Hochdruck: Wenn der pulmonale Gefäßwiderstand ansteigt, verändern sich die klinischen Symptome. In dem Maße, in dem die Zeichen der pulmonalen Hypertension das klinische Bild zu beherrschen beginnen, nehmen diejenigen des Links-rechts-Shuntes ab. Auf diese Weise werden die pulmonalen und tricuspidalen Geräusche reduziert oder verschwinden, der zweite Herzton wird lauter und die Spaltung bleibt vorhanden, nimmt ab, oder verschwindet. Ein systolisches, pulmonales Auswurfgeräusch ist fast immer vorhanden und Pulmonalinsuffizienz ist häufig. Sobald ein Rechts-links-Shunt etabliert ist, kommt es zu Cyanose und zum Trommelschlegelphänomen. Gewöhnlich beansprucht die Entwicklung dieses Prozesses beim Vorhofseptumdefekt eine Anzahl von Jahren, aber gelegentlich — besonders nach der Schwangerschaft — verläuft er viel rascher. Das endgültige klinische Bild ist dasjenige eines Eisenmenger-Syndroms.

In den Endstadien des pulmonalen Hochdruckes ereignen sich häufig Episoden, die auf eine akute pulmonale Arterienthrombose schließen lassen, und massive Verschlüsse der Hauptäste können manchmal auf der Thoraxübersichtsaufnahme feststellbar sein.

c) Eisenmenger-Syndrom: Schwere pulmonale Hypertension mit Shunt-Umkehr, entweder auf Höhe der Atria, der Ventrikel oder der Pulmonalarterie, kennzeichnen das Eisenmenger-Syndrom. Das klinische Bild kann dabei, unabhängig vom pathologischen Befund, gleich sein. Der Vorhofseptumdefekt läßt sich an der Spaltung des zweiten Herztones, der unverhältnismäßigen Größenzunahme der Lungenarterien und dem Vorhandensein eines Rechtsschenkelblockes erkennen. Die Diagnose kann mit Sicherheit nur durch Herzkatheterisierung und Angiokardiographie gesichert werden. Das Leiden ist inoperabel.

d) Mitralklappenerkrankung: Etwa 10%/o der Kranken mit Secundumdefekten leiden an zusätzlicher rheumatischer Klappenerkrankung, wogegen eine angeborene Mitralklappenerkrankung selten ist. Kongenitale Mitralklappenerkrankung begleitet andererseits fast immer den

Endokardkissendefekt und führt bei ³/₄ der Fälle zu hämodynamischen Konsequenzen (s. unten). Häufig schwer zu diagnostizieren ist die Mitralstenose in Gesellschaft mit dem Vorhofseptumdefekt (Lutembacher-Syndrom). Der linke Vorhof wird durch die freie Kommunikation zwischen linkem und rechtem Vorhof entlastet, so daß die Folgeerscheinungen eines großen diastolischen Gradienten über der Mitralklappe zurückgedrängt sind [40]. Ein lauter erster Herzton, ein „opening snap", ein langes diastolisches Geräusch mit präsystolischer Verstärkung fehlen häufig. Wichtige diagnostische Zeichen sind das Vorhandensein eines hohen, rechtsatrialen Druckes, eines Vorhofflimmerns und einer radiologischen Vergrößerung des linken Vorhofs. Eine Mitralinsuffizienz läßt sich am Vorhandensein eines lauten pansystolischen Geräusches an der Herzspitze erkennen, das sich vom pulmonalen Auswurfgeräusch völlig unterscheidet; es kann mit einem rumpelnden diastolischen Geräusch einhergehen.

e) Partielle Lungenvenenfehlmündung: Eine partielle Fehlmündung der Lungenvenen wird häufig von einem Vorhofseptumdefekt begleitet und läßt sich bei der Herzkatheterisierung feststellen. Sie stellt einen ziemlich konstanten Begleitbefund des Sinus venosus-Defektes dar. Eine einzelne oder mehrere Venen können in abnormer Weise münden, wobei gewöhnlich die rechte Lunge betroffen ist. In den meisten Fällen von partieller Lungenvenenfehlmündung mit Einmündung in die Vena cava superior oder in den rechten Vorhof, besteht ein zusätzlicher Vorhofseptumdefekt (90% aller Fälle); wenn andererseits eine partielle Fehleinmündung in die Vena cava inferior vorliegt, so ist das Vorhofseptum häufig intakt.

f) Ventrikelseptumdefekt: Ein Vorhofseptumdefekt kann mit der üblichen Form des Ventrikelseptumdefektes vergesellschaftet sein. Klinisch beherrscht dann der letztere den Befund, und den Vorhofseptumdefekt erkennt man bei der Herzkatheterisation. Eine Tricuspidalinsuffizienz als Ursache einer plötzlichen Zunahme der atrialen Sauerstoffsättigung muß ausgeschlossen werden. Das Elektrokardiogramm ist nützlich zur Differenzierung dieser Erkrankung vom Endokardkissendefekt.

g) Bakterielle Endokarditis: Diese ist eine äußerst seltene Komplikation von Vorhofseptumdefekten. Ihr Vorhandensein weist auf einen Endokardkissendefekt hin. Paradoxe Embolie und Hirnabscesse sind ebenfalls selten.

h) Cyanose: Im allgemeinen ist eine Cyanose das Ergebnis irreversibler pulmonaler Hypertension, verminderter Dehnbarkeit des rechten Ventrikels und Blutübertritt vom rechten zum linken Vorhof. Seltener läßt sie sich auf eine Begünstigung des Abflusses der Vena cava inferior in den linken Vorhof zurückführen. In solchen Fällen ist eine kurative Operation indiziert und möglich. Cyanose wurde gelegentlich als Folge der Operation beobachtet und zwar aufgrund desselben Mechanismus,

d. h. Einschluß der Mündung der Vena cava inferior in den linken Vorhof (S. 73).

2. Endokardkissendefekte

Klinischer Befund

Für die Endokardkissendefekte charakteristisch sind die gleiche Geschlechtsverteilung, die häufige Erkennung im Kleinkindalter, die Schwere der Symptomatik, das gehäufte Auftreten schwerwiegender pulmonaler Hypertension und schließlich die rasche Zunahme der Leistungsunfähigkeit. Die Erkrankung wird daher zu einem viel früheren Zeitpunkt als der Ostium secundum-Defekt erkannt und ein Überleben bis zum Erwachsenenalter ist weniger wahrscheinlich. Arbeitsdyspnoe, Ermüdbarkeit, störendes Herzklopfen und rezidivierende Infektionen des Respirationstraktes stehen mehr im Vordergrund; Stauungsversagen des Herzens ist nicht selten. Früher als bei Patienten mit Secundumdefekten wird man auf einen Herzfehler aufmerksam, da die Herzgeräusche wesentlich auffallender sind [37].

Bei Patienten mit Endokardkissendefekten, besonders vom kompletten Typ, sind schlechte körperliche Entwicklung und ein Zurückbleiben auffallender. Dies ist besonders eindrucksvoll beim Downschen Syndrom (Mongolismus) [41].

Untersuchungsbefund

Etwa 25% der Kranken mit Endokardkissendefekten zeigen die klassischen Zeichen eines Ostium secundum-Defektes, wie sie oben beschrieben wurden. Die Diagnose kann nur mit Hilfe der Elektrokardiographie gestellt werden. Etwa die Hälfte der Kranken mit Kissendefekten weisen die zusätzlichen Zeichen einer Mitralinsuffizienz auf; so findet man ein pansystolisches Geräusch an der Herzspitze, das auf Mitralinsuffizienz schließen läßt. Dieses ist oft verknüpft mit einem apikalen mittdiastolischen Geräusch. Das systolische Geräusch strahlt gewöhnlich nach medial, statt nach lateral; es kann daher mit dem Geräusch eines Ventrikelseptum-Defektes mit apikal gerichteter Ausdehnung verwechselt werden. Die besondere Lokalisation der Klappendeformität führt zu einem nach anteromedial weisenden Blutstrahl.

Gelegentlich findet man bei Patienten mit Ostium secundum-Defekten eine komplizierende Mitralinsuffizienz. Die Erkrankung läßt sich dann vom Endokardkissendefekt klinisch nicht abgrenzen, aber die Diagnose läßt sich durch die charakteristischen elektrokardiographischen Befunde erhärten.

Bei etwa 25% der Kranken mit Endokardkissendefekt steht ein systolisches Geräusch (oft mit Schwirren) im vierten Intercostalraum links im Vordergrund der klinischen Zeichen. Dies kann ebenso beim Ventrikelseptumdefekt, bei der Tricuspidalinsuffizienz, bei Mitralinsuffizienz oder einer Kombination dieser Erkrankungen entstehen. Ein kompletter Defekt kann daher nicht von einem Defekt mit intaktem Ventrikelseptum unterschieden werden.

Bei der kompletten Form des Endokardkissendefektes, mit großem Ventrikelseptumdefekt, können sich die Anzeichen einer schweren pulmonalen Hypertension in einem viel früheren Lebensalter einstellen, und schwere Leistungsunfähigkeit schon im Kleinkindalter ist die Regel. Das klinische Bild nähert sich dann demjenigen eines großen Ventrikelseptumdefektes, an. Bei extremer pulmonaler Hypertension entwickelt sich Cyanose (Eisenmenger-Syndrom).

Zusammenfassend fallen Endokardkissendefekte in vier relativ gut abgrenzbare klinische Muster:

1. Klassischer Vorhofseptumdefekt wie beim Ostium secundum mit den Zeichen einer erhöhten Durchströmung der Pulmonal- und Tricuspidalklappen ohne die Stigmata einer Erkrankung der Atrioventrikularklappe oder eines Ventrikelseptumdefektes;

2. Vorhofseptumdefekt wie bei 1. mit Mitralinsuffizienz;

3. Ventrikelseptumdefekt mit oder ohne Mitralinsuffizienz; es bestehen ein Geräusch und ein Schwirren im linken vierten Intercostalraum, ein systolisches Pulmonalgeräusch, Spaltung des zweiten Herztones und Mitralgeräusche (s. S. 86).

4. Eisenmenger-Komplex (s. S. 92).

Elektrokardiographie, Radiologische Untersuchung und Herzkatheterisation
(s. S. 54—56)
Zusätzliche Erkrankungen

Pulmonalstenose und pulmonaler Hochdruck sind recht häufig mit einem Endokardkissendefekt verbunden. Selten ist eine Lungenvenenfehlmündung. Die Mitralklappendeformität liegt in der Natur der Erkrankung und ist fast immer vorhanden. Als seltenes Begleitleiden findet sich eine doppelte Öffnung der Mitralklappen. Sehr selten ist eine bakterielle Endokarditis vorhanden, aber sie tritt häufiger bei Endokardkissendefekten auf, als beim Ostium secundum-Defekt.

Operationsindikation bei Secundum- und Sinus venosus-Defekten

Erste Voraussetzung einer Operation bei so relativ benignen Erkrankungen, wie unkomplizierten Sinus venosus- bzw. Ostium secundum-Defekten, ist eine besonders niedrige Letalität und Morbidität.

Als allgemeine Regel wird die Operation nur bei Patienten mit einem Links-rechts-Shunt von mehr als 50% empfohlen, wobei das Alter keine Rolle spielt [14]. Liegt eine schwere pulmonale Hypertension vor, so ist ein höheres Operationsrisiko zu erwarten. Solange jedoch ein Links-rechts-Shunt vorliegt, ist die Korrektur empfehlenswert. Extracorporaler Bypass bietet die einzig befriedigende Methode zur Versorgung von Sinus venosus-Defekten und Lungenvenenfehlmündung. Tiefe Hyperthermie ist häufig notwendig, wobei die extracorporale Zirkulation während des Defektverschlusses unterbrochen werden kann. Die Mitralklappe muß stets palpiert werden, besonders, wenn man mit einer Mitralstenose rechnet, jedoch erhöht diese Maßnahme das Risiko einer Luftembolie.

Das optimale Alter zur Korrektur liegt zwischen dem 7. und 20. Lebensjahr. Ein chirurgischer Eingriff kann für Kinder unter drei Jahren nicht empfohlen werden. Während des Kleinkindalters sind Symptome selten. Ihr Vorhandensein sollte den Verdacht auf Erkrankungen wie Cor triatiatum stets nahelegen. Ist der Kranke mehr als 45 Jahre alt, so sollte die Korrektur dem Auftreten von Symptomen zuvorkommen. In der letzten Zeit sind Zweifel am Erfolg eines chirurgischen Eingriffes in dieser Altersgruppe aufgekommen, besonders wenn es sich um symptomatische Patienten handelt [42].

Operationsindikationen bei Endokardkissendefekten

Zum Unterschied zum Ostium secundum-Defekt ist der Verlauf beim Endokardkissendefekt alles andere als benigne. Die Prognose wird in hohem Maße vom Lungengefäßwiderstand und dem Ausmaß der Dysfunktion der Atrioventrikularklappe beeinflußt. Wenn ein Ventrikelseptumdefekt fehlt, besteht gewöhnlich nur geringgradige Leistungsminderung und das Risiko der Korrektur (ob partiell oder total) liegt niedrig. Besteht ein großer, den Blutdurchtritt nicht behindernder Ventrikelseptumdefekt mit Druckgleichheit in beiden Kammern, so ist mit einer erheblichen operativen Mortalität zu rechnen und das Risiko wird oft unvertretbar. Die Deformität ist bei solchen Fällen oft so kompliziert, daß eine Wiederherstellung unmöglich wird. Gleiche oder annähernd gleiche Widerstände im Pulmonal- und System-Kreislauf stellen eine Kontraindikation gegen die Operation dar.

Ein Vorgehen bei extrakorporaler Zirkulation ist beim Endokardkissendefekt obligat. Das optimale Alter für die Operation liegt zwischen dem fünften und fünfzehnten Lebensjahr. Schwere klinische Symptome im Kleinkindalter und den folgenden Jahren weisen auf schwere pulmonale Hypertonie hin. Diese Patienten bieten im allgemeinen ein hohes Risiko und stellen große Anforderungen an eine erfolgreiche Operation.

Chirurgische Anatomie des rechten Vorhofs

Ein Transversalschnitt durch die Vorhöfe (Abb. 24) zeigt, daß die Höhlung des rechten Vorhofs ein irreguläres Viereck ist, das sich zusammensetzt aus der posteromedialen (septalen) Wand, dem posterolateralen Abschnitt des Vorhofs (Sinus venarum), die anterolaterale Wand, die das Herzohr trägt, und die anteromediale Wand, die im wesentlichen von den Atrioventrikularklappen gebildet ist.

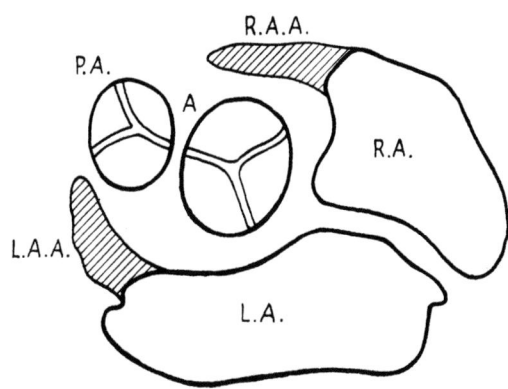

Abb. 24. Diagramm eines Querschnittes durch die Vorhöfe. R.A.A.: rechtes Herzohr; R.A.: rechter Vorhof; L.A.: linker Vorhof; L.A.A.: linkes Herzohr; A.: Aorta; P.A.: Pulmonalis

Eine wichtige Leitmarke innerhalb des rechten Vorhofs ist der als Crista terminalis bekannte vertikale Muskelwulst, der lagemäßig dem Sulcus terminalis an der Außenfläche der Vorhofwand entspricht (Abb. 25). Dieser Wulst beginnt am oberen Teil der posteromedialen Wand und verläuft von hier bogenförmig zur lateralen Seite vor der Einmündung der Vena cava superior. Nachdem er quer zwischen der posterolateralen und anterolateralen Wand verlaufen ist, teilt sich der Wulst in eine Anzahl kleinerer Bänder, welche sich in Richtung auf die atrioventrikulare Öffnung ausdehnen. Zwischen der Crista terminalis und dem Vorhofseptum liegt der glatte posterolaterale Anteil des rechten Vorhofs, der vom Sinus venosus gebildet und als Sinus venarum bekannt ist. Die Vena cava superior, die Vena cava inferior und der Coronarsinus laufen an dieser Stelle zusammen (Abb. 25). Die Vorhofwand zwischen den beiden Cava-Mündungen ist konvex und trägt mehrere Namen: intervenöser Vorsprung von Lower, Torus intervenosus oder intervenöser Wulst. Die Einmündungsstelle der Vena cava superior liegt in einer anterioren Ebene und zeigt nach abwärts und vorwärts. Die Vena cava inferior tritt in den Boden des Sinus venarum ein und zeigt nach oben und vorne (Abb. 25).

Die Einmündungsöffnung der Vena cava superior ist kleiner als jene der Vena cava inferior. Sie wird vorne und rechts begrenzt durch die Crista terminalis. Links und hinten geht ihre Wand in die posterolaterale Wand des Vorhofs über. Die Öffnung der Vena cava inferior wird vorne und rechts durch die Klappe der Vena cava inferior (die

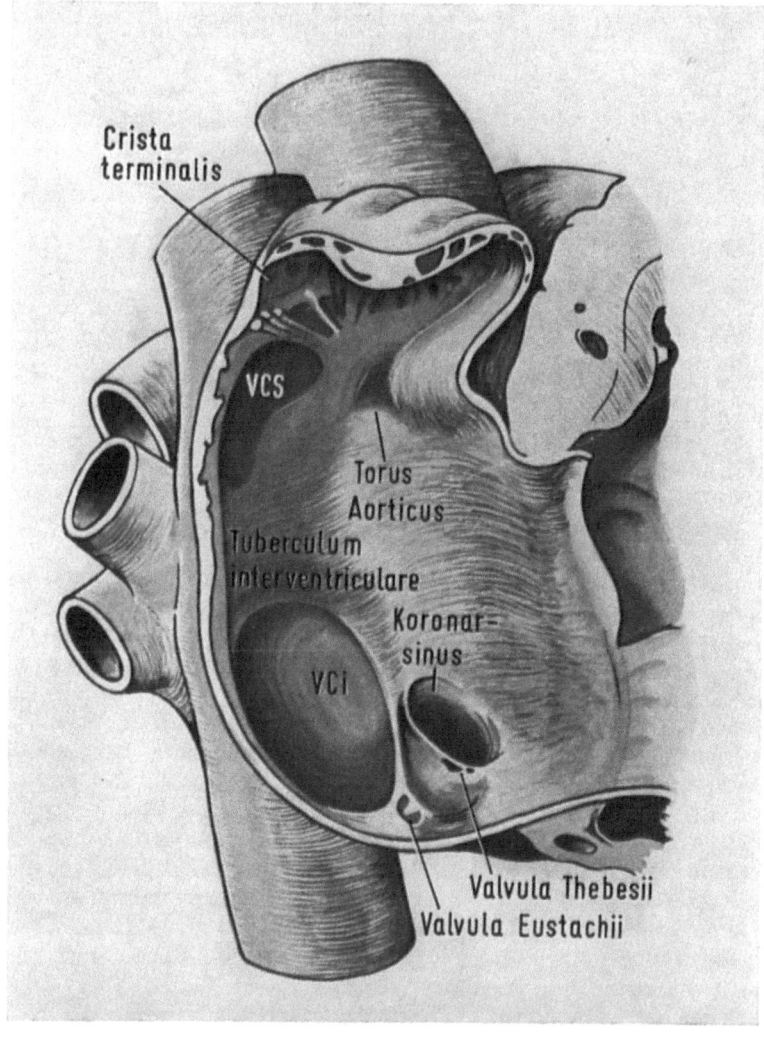

Abb. 25. Der rechte Vorhof. Die Vorhofwand ist entfernt, um die Anatomie des Septums und der Öffnungen der Vena cava superior und inferior darzustellen

Valvula Eustachii) begrenzt, wobei der hintere Abschnitt auch hier in den Sinus venarum der Vorhofwand übergeht.

Die Einmündungsstelle des Coronarsinus liegt dorso-caudal zwischen dem Atrioventrikulargebiet und der Fossa ovalis. Diese Öffnung wird vorne von einer Klappe begrenzt, der Valvula Thebesii (Abb. 25).

Die Valven von Eustachius und Thebesius sind caudale Reste des rechten Segels der venösen Klappe des Embryo. Sie weisen bei verschiedenen Individuen erhebliche Größenunterschiede auf und zeigen häufig kleine Perforationen. Bandartige Strukturen aus den Klappenrändern können ins Vorhoflumen vorragen und setzen sich gewöhnlich auf ähnliche Bänder fort, die in der Vorhofwand entlang der Linie der Crista terminalis inserieren. Diese Bänder stellen Involutionsreste des Septum spurium und der rechten Venenklappe dar und sind als Chiaris Netzwerk bekannt.

Derjenige Abschnitt des Vorhofs, der sich aus dem rechten Anteil der gemeinsamen Vorhofkammer des Embryos entwickelt, dehnt sich nach vorne und medial von der Crista terminalis aus. Das Innere dieses Wandabschnittes zeigt Muskelbänder, die man als Musculi pectinati bezeichnet. In ihrem oberen und medialen Abschnitt bildet die anterolaterale Vorhofwand einen Blindsack, der als Herzohr bezeichnet wird. Hier bildet das Muskelnetzwerk einen engen Verband. In diesem Teil der Vorhofwand finden sich mehrere kleine Öffnungen — die Foramina venarum minimarum — die Eintrittsstellen der Venae Thebesiae.

Die anteromediale Wand wird im wesentlichen eingenommen von der ovalen Öffnung der rechten atrioventrikulären oder trikuspidalen Klappe (Abb. 26). Wie schon der Name besagt, setzt sich diese Klappe normalerweise aus drei Segeln zusammen, aber zusätzliche Lefzen sind oft vorhanden. Die drei Segel haben verschiedene Bezeichnungen, jedoch sind die üblichen Namen die folgenden: inferiores oder anteriores Segel, rechtes oder posteriores Segel und septales oder mediales Segel. Das anteriore Segel ist mit Abstand das größte. Es inseriert im vorderen Abschnitt der Tricuspidalklappenöffnung und schiebt sich zwischen diese und den inferioren Bereich ein. Das posteriore Segel inseriert am Anulus fibrosus bis hinauf zur Septumwand. Das septale Segel liegt dem Ventrikelseptum eng an und inseriert nicht nur am Anulus fibrosus, sondern darüber hinaus auch am Ventrikelseptum.

An der oberen Fläche der anteromedialen Wand befindet sich ein Vorsprung: der Torus aorticus, der die durch den akoronaren Sinus der Aortenklappe gebildete Erhöhung darstellt. In dieser Region gelegte Nähte können das Aortenlumen eröffnen (Abb. 25). Die posteromediale Wand bzw. das Septum des rechten Atrium ist das für den Chirurgen wichtigste Gebiet. Ihre Oberfläche zeigt keine Muskelbänder, jedoch den Nachweis seiner komplexen Entwicklung. Etwas vor und eben oberhalb der Einmündung der Vena cava inferior findet man eine ovale Vertiefung; diese stellt die Fossa ovalis dar, ein Erkennungsmerkmal, das aus dem dünnen Abschnitt des Septum gebildet ist, welches aus dem Septum primum hervorgeht. Es wird hinten oben und vorne durch eine hervorstehende Falte des Septum secundum abgegrenzt. Diese Falte trägt den Namen Limbus fossae ovalis. Diese Grenze ist mehr

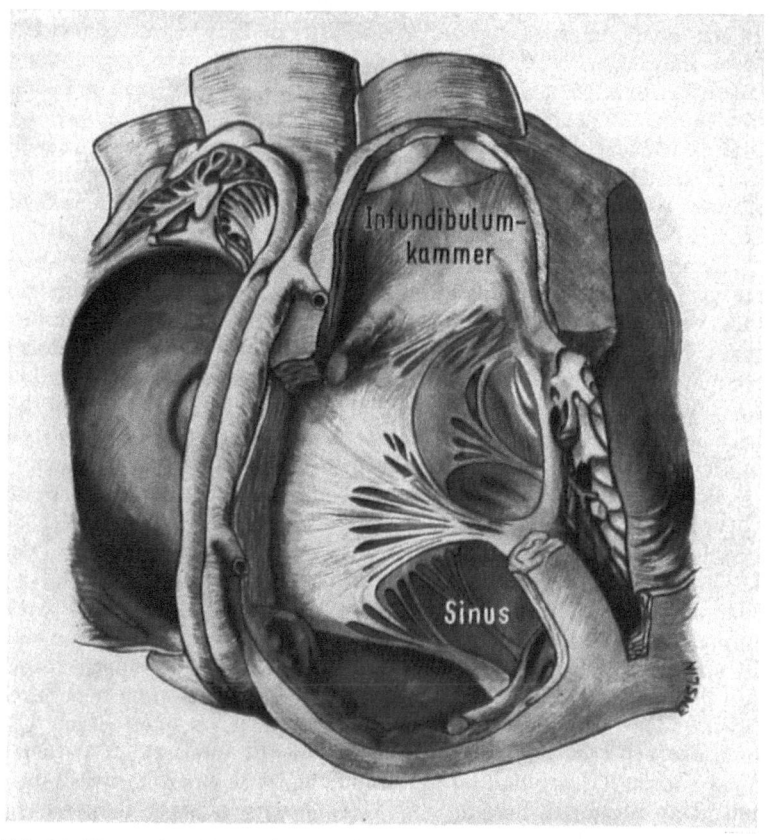

Abb. 26. Das rechte Herz ohne Vorhof- und Ventrikelwand. Das Innere des rechten Vorhofs und des rechten Ventrikels und die Anatomie der Tricuspidalklappen sind in Einzelheiten dargestellt

oder weniger stark ausgeprägt. Bei 25% der Beobachtungen kann eine schlitzförmige Kommunikation mit dem linken Vorhof gefunden werden, der Rest des Foramen ovale.

Sinoatrialer Knoten (Abb. 27)

Das den Knoten des Reizleitungssystemes bildende Gewebe, das dem Herzen die wichtigste Eigenschaft des inhärenten Rhythmus verleiht, liegt in der Wand des rechten Vorhofs. Dieser spezialisierte Herzmuskel konzentriert sich in zwei Abschnitten, dem sinoatrialen Knoten und im atrioventrikulären Knoten. Jeder dieser Knoten kann

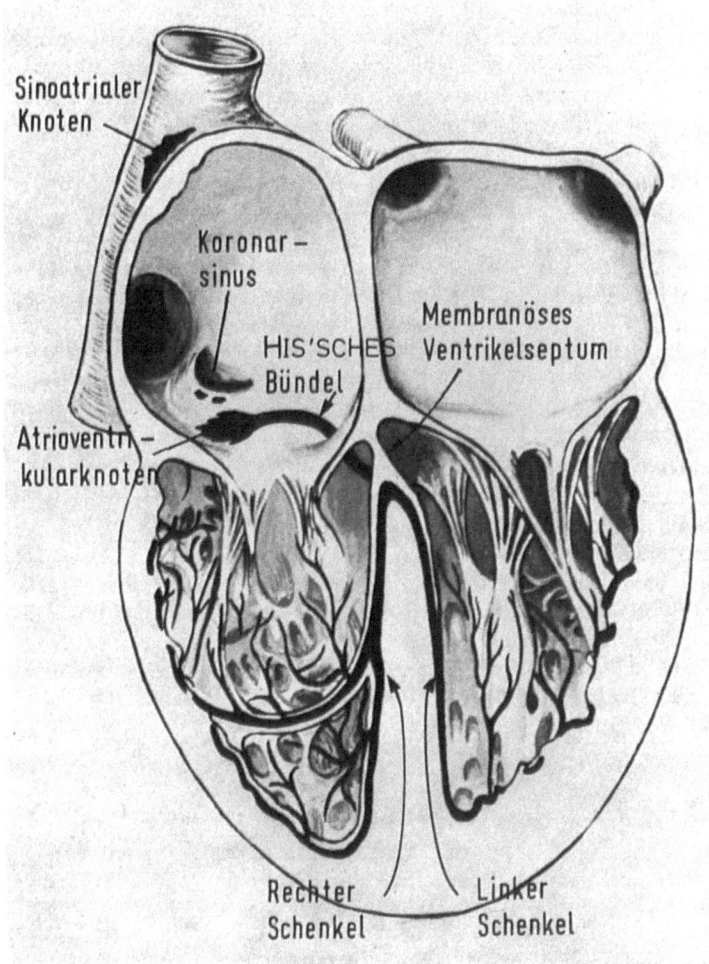

Abb. 27. Diagramm zur Darstellung des Reizleitungssystems des Herzens

durch chirurgische Eingriffe am oder im rechten Atrium temporär oder endgültig ausfallen, so daß die Anatomie der Knoten von erheblicher Wichtigkeit für den Herzchirurgen ist.

Das sinoatriale System, das sich am Übergang der Vena cava superior in den rechten Vorhof befindet, unterliegt der Gefahr einer

Beschädigung bei der Umschlingung der Vena cava superior mit Bändern oder bei Incisionen in dieser Region (z. B. bei der Versorgung eines Defektes vom Sinus venosus-Typ, die später beschrieben werden soll). Der Knoten liegt anterolateral am Übergang der Vena cava superior in den rechten Vorhof, wobei er nur durch Epikard und subepikardes Fett bedeckt ist. Der Knoten dehnt sich nach caudal entlang dem Sulcus auf einer Strecke von 2 cm aus. Er bezieht seine Blutversorgung aus einem Ast der rechten Coronararterie, der zwischen der Basis des rechten Herzohres und der Wurzel der Vena cava superior verläuft.

Der Atrioventrikularknoten

Der Atrioventrikularknoten setzt sich zusammen aus einer Ansammlung ähnlichen Knotengewebes am Boden des rechten Vorhofs, links vom Coronarsinus und unmittelbar an der Basis des septalen Segels der Tricuspidalklappe (Abb. 27). Er ist etwa 6 mm lang, 2 mm breit und 1 mm dick, besitzt ovale Form und läuft ins Hissche Bündel aus. Dieser Knoten befindet sich in dauernder Verletzungsgefahr, wenn niedrig liegende Vorhofseptumdefekte versorgt werden, und man muß eine genaue Vorstellung von seiner Lokalisation besitzen, um ihn vermeiden zu können. Nach der Beschreibung von KOCH [43] liegt der Knoten innerhalb eines Dreiecks, das caudal durch die Insertionslinie des septalen Segels der Tricuspidalis begrenzt wird, cranial durch die Sehne von Todaro (d. h. die Fortsetzung des freien Randes der Valvula eustachii) und hinten durch die Öffnung des Coronarsinus. Das ventrikuläre Ende des Knotens geht unmittelbar in das atrioventrikuläre Bündel über (welches im Zusammenhang mit der Anatomie des rechten Ventrikels auf S. 97 beschrieben wird).

Chirurgische Anatomie des Ostium primum-Defektes

Der *Vorhofseptumdefekt* zeichnet sich durch ein Fehlen jenes Anteils des Vorhofseptums aus, der die atriale Seite des Atrioventrikularkanals unterteilt. Daher findet sich kein Septumgewebe unmittelbar oberhalb der Tricuspidal- und Mitralklappe. Der Defekt hängt sozusagen über der atrioventrikulären Region. Cranial, caudal und posteriomedial ist gewöhnlich eine halbmondförmige Grenze von Septumgewebe vorhanden. In seltenen Fällen kann auch diese fehlen, so daß ein gemeinsames Atrium oder ein Cor triloculare biventriculare [44] vorliegt.

Ventrikelseptumdefekt: Obzwar das Ventrikelseptum nicht an der Teilung des Atrioventrikularkanals teilnimmt, bilden die caudalen Ausläufer der Endokardkissen den oberen Anteil des posterioren Ventrikelseptums. Der mit Endokardkissendefekten verknüpfte Ventrikelseptumdefekt liegt daher charakteristischerweise im oberen Abschnitt des Ventrikelseptums, d. h. in der Ausflußbahn des linken Ventrikels. Die Ausdehnung des Defektes schwankt zwischen einer bloßen Eindellung des oberen Abschnittes des Septums bis zu einem fast vollständigen Fehlen des Ventrikelseptums.

Deformitäten der Atrioventrikularklappen sind eine Folge von Fehlentwicklung der Endokardkissen und betreffen das anteromediale Segel der Mitralklappe und das septale Segel der Tricuspidalklappe. Ihre Schwere variiert von einem Spalt in den Segeln, bis zu einer tiefgreifenden Veränderung der Anatomie dieser Strukturen. Drei grundsätzliche Defekte können gewöhnlich abgegrenzt werden:

a) Spalten in den Segeln;

b) abnormer Segelansatz;

c) abnorme Segelbefestigung.

a) Spalten in den Segeln der atrioventrikulären Klappe. Das Ausmaß der fehlenden Verschmelzung der Klappensegel schwankt von einem kleinen Spalt im anteromedialen Segel der Mitralklappe bis zu einer kompletten Spaltbildung sowohl des anteromedialen Segels der Mitralklappe wie des septalen Segels der Tricuspidalklappe [45]. Zwischen diesen beiden Extremen kommt ein breites Spektrum möglicher Deformitäten vor. Zudem kann die Spaltbildung nicht nur eine fehlerhafte Verschmelzung der beiden Hälften darstellen, sondern darüber hinaus kann ein absoluter Mangel an Klappengewebe vorliegen.

b) Abnormer Segelansatz. Beim Endokardkissendefekt setzt das anteromediale Segel der Mitralklappe abnorm hoch im oberen Bereich des Ventrikels an. Dieser Sachverhalt erzeugt die „Schwanenhals-Deformität" des linksventrikulären Ausflußtraktes, der so charakteristisch für diese Defekte ist und sich so deutlich im anteroposterioren Angiogramm darstellt (Abb. 23). Weiterhin kann die Basis entweder des anteromedialen Segels der Mitralis oder das septale Segel der Tricuspidalklappe nicht am Scheitel des Septums angewachsen sein, so daß eine Kommunikation unterhalb der Klappe zwischen rechtem und linkem Ventrikel übrig bleibt. Bei manchen Patienten erscheint dies so als ob die Spaltbildung schräg in die Basis des Segels ausläuft; jedoch handelt es sich um den unvollständigen Ansatz eines Teiles des Segels.

c) Abnormer Ansatz der Chordae. Diese Anomalien betreffen hauptsächlich das anteromediale Segel der Mitralklappe. Bei Untersuchungen des normalen Mitralklappenschlusses [46, 47] hat sich gezeigt, daß die Öffnung von zwei Segeln im Sinne eines Klappenventils verdeckt wird. Dieses Ventil wird durch den hydrostatischen Druckunterschied zwischen der Vorhof- und Ventrikelkammer betrieben und passiv gezügelt durch die Verankerung der Segel an den Chordae und Papillarmuskeln.

Das anteromediale Segel der Mitralklappe ist viel größer als das posterolaterale, und die Chordae setzen nur an der peripheren Zone des Segels an. So bleibt ein dreieckiger Bereich, der viel dünner ist, und sich während der Systole in Richtung auf die Höhlung des linken Vorhofs blähen kann. Der Verschluß der Mitralklappe wird daher im wesentlichen durch das freibewegliche anteromediale Segel bewirkt. Beim Endokardkissendefekt mit gespaltener Mitralklappe sind diese Zügel abnorm; sie bewirken die Aufhängung der dem Spalt nächst gelegenen Anteile der Mitralklappe.

Drei solcher abnormer Zügelbildungen haben wir beobachtet [47]:

1. Akzessorische Mitralchordae, welche das an den Spalt angrenzende Klappengewebe am Ventrikelseptum verankern [47—49]. Es ist nicht allgemein bekannt, daß diese abnormen Zügel die Mitralklappe nicht nur am Ventrikelseptum verankern, sondern daß darüber hinaus

2. Chordae vorkommen, die den Spalt an den Papillarmuskeln verankern. (Bei normalen Mitralklappen verlaufen diese Chordae nur an die Peripherie des Segels.)

3. Schließlich kann ein Segment des Spaltes, besonders an der Basis, mit dem Ventrikelseptum verschmolzen sein.

Nachdem der Spalt verschlossen ist, sind diese Zügel nicht mehr notwendig, da die normal inserierenden Chordae ein Durchschlagen des Segels verhindern. Weiterhin behindern sie die freie Mobilität des zentralen Anteils des Segels, so daß eine Mitralinsuffizienz persistieren kann, trotzdem der Spalt sicher verschlossen worden ist. Ein wesentlicher Punkt bei der Korrektur der Mitralinsuffizienz bei diesem Leiden ist die Mobilisation des Segels mittels Durchtrennung der abnormen Zügel.

Die Chirurgie des Vorhofseptumdefektes

Jede vertretbare Operationstechnik zur Versorgung eines Vorhofseptumdefektes muß auf eine niedrige Mortalität ausgerichtet sein und zu einer kompletten und permanenten Korrektur führen. Daher ist heute die Naht unter Sicht des Auges bei Hyperthermie oder Herzlungenbypass (oder beiden Verfahren) die Methode der Wahl geworden. Geschlossene oder halbgeschlossene Verfahren, wie zum Beispiel die Atriopexie [50, 51], verschiedene Methoden einer äußeren Nahtversorgung [52, 53] und die Zirkumklusionstechnik von SONDERGAARD [54] sind vollständig verlassen. Die „atrial well"-Methode, die auf GROSS zurückgeht [55] und in der Folge von KIRKLIN u. Mitarb. popularisiert wurde [56, 57], wird im großen und ganzen nicht mehr verwendet, außer an einem oder zwei Zentren [58].

Wir bevorzugen es, die Herzlungenmaschine zur Korrektur aller Defekte des Vorhofs einzusetzen. Dieses Verfahren erhöht Morbidität oder Letalität der Operation nicht und erlaubt eine überlegte und sorgfältige Korrektur des Leidens.

Chirurgischer Zugang

Sowohl die mediane Sternotomie wie eine rechtsanterolaterale Thorakotomie bietet entsprechenden Zugang. Während die submammäre Incision zu einem besseren kosmetischen Resultat führt, erlaubt die mediale Sternotomie einen besseren Zugang zu anderen Teilen des Herzens, zum Beispiel zu der Wurzel der großen Gefäße, zum rechten Ventrikel und zur Spitze des linken Ventrikels, wenn dies erforderlich wird.

Das Perikard wird vertikal eröffnet, und zwar von der Kuppel des Diaphragma etwas rechts der Mittellinie bis zur Einmündungsstelle der Vena cava superior. Auf diese Weise läßt sich die Vena cava inferior, der rechte Vorhof und die Vena cava superior optimal darstellen. Das Äußere des Herzens wird sorgfältig nach zusätzlichen Defekten untersucht, besonders nach einer abnormen Lungenveneneinmündung in die Vena cava superior oder einer persistierenden linken Vena cava superior.

Um das Vorgehen innerhalb des rechten Vorhofs zu erleichtern, muß das venöse Blut vor Eintritt in diese Kammer abgeführt werden. Beide Venae cavae werden umschlungen, wobei mit Sorgfalt zu vermeiden ist, die Vena cava superior oberhalb einer abnorm einmündenden Lungenvene mit einem Bändchen zu umgeben. Das Innere des rechten Vorhofs wird mit dem durch das Herzohr eingeführten Finger untersucht. Man gewinnt dabei ein möglichst klares Bild über die Lage des Defektes und den Zustand der Atrioventrikularklappe. Dies ist zweckmäßig für die Planung der Atriotomiestelle und die Einführung der venösen Katheter.

Technik der extracorporalen Zirkulation

Der venöse Abfluß wird mittels zweier durch das rechte Herzohr in die Venae cavae eingeführter Katheter bewerkstelligt. Wenn das Herzohr hierfür nicht geeignet ist, wie z. B. als Folge eines vorhergehenden Eingriffs oder bei Vorliegen eines Thrombus, so kann man die venösen Katheter durch zwei getrennte Stichincisionen in der anterolateralen Wand des rechten Ventrikels in Nähe der Hohlvenenmündungen einführen.

Oxygeniertes Blut wird von der Herzlungenmaschine durch eine Kanüle entweder in die Arteria femoralis communis oder in die Arteria iliaca externa zurückgepumpt.

Wenn mit einem Luftzutritt ins linke Herz gerechnet wird (z. B. bei Untersuchung der Mitralklappe oder Eingriffen an derselben), so muß der linke Ventrikel entlüftet oder ein Ventrikelflimmern vor

Öffnung des Herzens induziert werden. Beim unkomplizierten Secundum-Defekt kann dies entfallen; um eine Luftembolie zu vermeiden, genügt es, Vorsorge zu treffen, daß das linke Herz sich nie entleert, sondern durch in den linken Vorhof rückströmendes Blut aus kollateralen Bronchialgefäßen und durch zum rechten Vorhof rückfließendes Coronarsinusblut stets gefüllt bleibt. Eine Saugung wird lediglich zur Blutentfernung aus dem rechten Herzen verwandt.

Atriotomie

Der rechte Vorhof wird durch eine Incision in der anterolateralen Wand eröffnet, die mindestens 12 mm abseits des Sulcus atrioventricularis verläuft, um eine Beschädigung der rechten Coronararterie zu vermeiden. Ausdehnung und Lage der Incision hängen von der Größe und dem Typ des Defektes ab. Wenn der Schnitt bis in das Herzohr ausgedehnt wird, so daß die Katheter in den Hohlvenen voneinander getrennt und nach Wunsch zur Seite gezogen werden können, so ergibt sich ein besserer Zugang.

Die Schnittränder der Atriotomie werden mit Seiden-Haltenähten oder Duval-Klemmen zur Seite gezogen. Ein kleiner Deaver-Haken oder ein gebogener Kupferhaken wird in die Tricuspidalklappenöffnung gelegt. Die Basis des rechten Ventrikels hebt man leicht nach vorne und links an. Saugung und Zug in der Gegend des atrioventrikulären Knotens und des Bündels werden soweit als möglich vermieden, da diese Maßnahmen Arrhythmie und temporären Herzblock auslösen können.

Versorgung des Vorhofseptumdefektes

Die Naht des Defektes selbst wird großenteils durch den vorliegenden Typus bestimmt.

Sekundumdefekte

Leider hat die Einfachheit dieses Defektes zu Operationsverfahren unspezifischer Art geführt. Die einzige akzeptable Behandlung dieses häufigen, benignen Defektes stellt eine sorgfältige, wohl vorbereitete Operation dar.

Bei der Mehrzahl der Fälle, selbst bei Vorhandensein von abnormer Lungenveneneinmündung, ist eine direkte Naht möglich. Jedoch sollte sich der Chirurg eine gewisse Variationsbreite vorbehalten und immer dann den Defekt mit Hilfe einer Prothese versorgen, wenn die direkte Naht übermäßige Spannung an der Nahtlinie oder Verzerrung des umgebenden Gewebes erzeugt.

Verschluß durch direkte Naht: Die die geringste Spannung erzeugende Nahtrichtung sollte zum Verschluß verwendet werden. In der Regel verläuft diese parallel der beiden Hohlvenen. Ob der Verschluß durch Einzelnähte oder fortlaufende Naht geschieht, erscheint unwichtig. Andererseits ist es von größter Wichtigkeit, 1. übermäßige Spannung an der Nahtlinie zu vermeiden, 2. die Defektränder beim Legen der Nähte nur minimal zu traumatisieren und 3. das jeweils beste Gewebe zur Verankerung der Nähte zu verwenden.

Um die Spannung an der Naht auf ein Minimum zu reduzieren, wird die Verschlußlinie sorgfältig dadurch ausgewählt, daß man die Defektränder in verschiedenen Richtungen mit Hilfe stumpfer Klemmen aneinanderzieht. Die Nähte sollten nicht übermäßig weit von den Defekträndern gelegt werden. Mit derselben Sorgfalt, mit der man eine Gefäßanastomose herstellt, verwendet man 4-0 Seidennähte an atraumatischen Nadeln. An den Ein- und Austrittsstellen der Nadeln sollte das Gewebe so wenig wie möglich beschädigt werden. Die Nähte werden dann sorgfältig angezogen und die Defektränder ohne Strangulierung des Gewebes miteinander vereinigt. Übermäßige Spannung und durch Verwendung großer Nadeln gesetzte Verletzungen erzeugen eine Fenestration im Bereich der Nahtlinie mit der Folge eines Shunt-Rezidivs.

Verschluß durch Prothese: Nur selten ergibt sich die Notwendigkeit, einen unkomplizierten Vorhofseptumdefekt mittels einer Prothese zu verschließen, da das Gewebe nachgiebig ist und der direkte Nahtverschluß keine übermäßige Zerrung verursacht (zum Vergleich siehe Abschnitt über Ventrikelseptumdefekt, S. 105). Liegt jedoch eine Lungenvenenfehlmündung vor, so kann eine Prothese die Ableitung des Lungenvenenblutes in den linken Vorhof erleichtern. Dies trifft für die Versorgung des Sinus venosus-Defektes im besonderen zu.

Eine weitere Indikation zur Verwendung einer Prothese ist dann gegeben, wenn der Defekt nahe der Atrioventrikularklappe liegt, so daß ein direkter Nahtverschluß eine Verzerrung des Klappenmechanismus bewirkt, wie dies im einzelnen bei der chirurgischen Korrektur des Endokardkissendefektes beschrieben werden soll.

Zum Verschluß eines Atriumseptumdefektes verwendet man verschiedene Materialien von autogenem Perikard bis zu Kunststoffgewebe. Wir bevorzugen Perikard oder leicht komprimierten Ivalonschwamm von 4 mm Dicke. Die Prothese wird auf Form und Größe des Defektes zurechtgeschneidert und mit Einzelnähten, Einzel- und fortlaufenden Nähten, oder fortlaufenden 4-0 Seidennähten befestigt. Es ist zweckmäßig, zuerst die Nähte in den schwer zugänglichen und darstellbaren Bereichen zu legen, bevor man die Prothese an den Defekt annäht (s. Ventrikelseptumdefekt, S. 106).

Abweichungen in der Technik in Abhängigkeit von der Lage des Defektes

a) Niedrig liegende Secundum-Defekte, die einen Teil der Vena cava inferior einschließen

Bei der Versorgung dieser Defekte muß Sorgfalt aufgewandt werden, um den unteren Anteil des Verschlusses hinter der Einmündung der Vena cava inferior zu bewerkstelligen [29]. Es ist ungefährlich, die Vena cava inferior vollständig in den linken Vorhof einmünden zu lassen, wenn der Defekt bei Herzlungen-bypass und liegenden venösen Kathetern durchgeführt wird. Bei mangelnder Vorsicht kann jedoch ein Kanal unterhalb der kaudalen Verschlußnähte zwischen der Öffnung der Vena cava inferior und dem linken Vorhof übrig bleiben. Um dies zu vermeiden, müssen die unteren Nähte die Hinterwand des linken Vorhofs hinter der Öffnung der Vena cava inferior erfassen (ob der Defekt direkt oder mit Hilfe einer Prothese verschlossen wird) (Abb. 28).

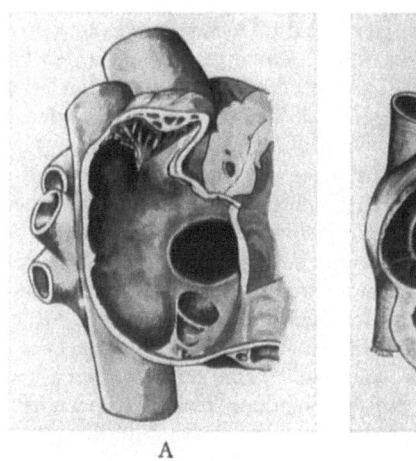
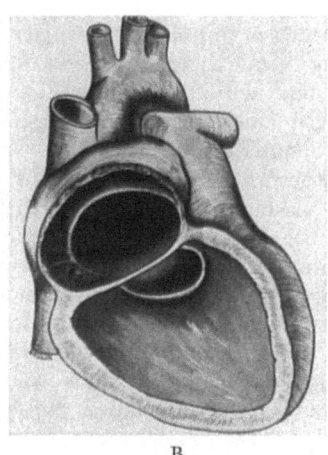

A   B

Abb. 28. A: Die typische mediale Lage des Vorhofseptumdefektes in Verbindung mit Endokardkissendefekt. B: Abwesenheit eines Teiles der Vorhof- und Ventrikelsepten, welche normalerweise durch die Endokardkissen gebildet sind. Es entsteht der mit Ventrikelseptumdefekt einhergehende Typ des Endokardkissendefektes

b) Sinus venosus-Defekte

Wie bereits beschrieben, liegen diese Defekte unmittelbar unterhalb der Einmündungsstelle der Vena cava superior und sind fast immer mit einer Lungenvenenfehlmündung vergesellschaftet. Diese Venen können in die Vena cava superior münden. Wenn man diese Anomalie in Betracht zieht (vor der Operation oder während des Eingriffs), so ist der untere Abschnitt der Vena cava superior sorgfältig zu untersuchen, so daß eine hohe Einmündung dieser Venen erkannt wird. Die Vena cava superior kann dann oberhalb dieser Venen umschlungen werden.

Um die Öffnungen dieser Lungenvenen gut darstellen zu können, muß die Vena cava superior nach vorne gezogen werden. Dabei ist eine Knickung der venösen Katheter mit Abflußbehinderung aus der Vena cava superior eine dauernde Gefahrenquelle. Bei hoher Lage der Ein-

mündungsstellen kann es unmöglich werden, die Venen in dieser Weise darzustellen. Es ergeben sich sodann zwei Zugangsmöglichkeiten, und zwar
   1. entweder wird die Vena cava superior eröffnet, oder
   2. man verwendet tiefe Hypothermie mit bypass-Unterbrechung und Entfernung der Venenkatheter.
   Wir ziehen es vor, die Vena cava superior zur Gewinnung eines entsprechenden Zugangs zu eröffnen.
   Wie bereits erwähnt, werden Sinus venosus-Defekte am besten mit einer dünnen Prothese verschlossen. Bevor man die Prothese befestigt, werden die Nähte in der Vena cava superior oberhalb der Einmündung der anomalen Lungenvenen gelegt. Wenn die Defektprothese das Lumen des Gefäßes verlegt, so wird ein Flecken Perikard in die Incision in der Vena cava superior eingenäht, um diese zu erweitern (siehe Fallotsche Tetralogie — Beschreibung der Rekonstruktion des Ausflußtraktes des rechten Ventrikels, S. 125).

c) Endokardkissendefekte (Ostium primum-Defekte) (Abb. 28)

   Der erste Schritt besteht in der Untersuchung der verschiedenen Komponenten dieser Anomalie, wobei man mit dem Ventrikelseptum beginnt, sich sodann die Atrioventrikularklappen und schließlich den Vorhofseptumdefekt vornimmt. Nachdem ein klarer Begriff von der Ausdehnung der Läsion gewonnen ist, wird mit der Operation fortgefahren. Wenn alle drei Areale betroffen sind, beginnt man die Korrektur mit der Versorgung des Ventrikelseptumdefektes. Als nächstes werden die Klappenmißbildungen behandelt, woran sich der Verschluß des Ostium primum-Defektes anschließt. Besondere Sorgfalt muß auf den Ansatz der Basis der Segel von Mitral- und Tricuspidalklappe verwandt werden; eine kleine Sonde deckt mangelnden Ansatz ans Septum auf, da ein ventrikulärer Shunt durch diesen Defekt entstehen kann.
   Sorgfältige Planung der Korrektur der verschiedenen Defekte gewährleistet optimale Darstellung während des operativen Eingriffs. Zum Beispiel wird die genaue Placierung der Nähte entlang der Basis der Atrioventrikularklappen zum Verschluß der Vorhofanomalie dadurch erleichtert, daß die Nähte schon vor Korrektur der Klappendeformität gelegt werden. Bei Vorliegen eines Spalts können die beiden Hälften des Segels zur Seite gezogen und die Nähte von unten durch die Basis des Segels gelegt werden, dessen ventrikuläre Oberfläche klar zu übersehen ist, so daß eine Verletzung des Reizleitungssystems entfällt (Abb. 29). Die folgende Sequenz hat sich in unseren Händen sehr bewährt:
   a) Nähte werden zunächst zwischen der Öffnung des Koronarsinus und des Torus aorticus entlang der Basis der Atrioventrikularklappen gelegt;
   b) der Ventrikelseptumdefekt wird verschlossen;

c) die Mißbildungen der Atrioventrikularklappe werden korrigiert;
d) die interatriale Kommunikation wird verschlossen.

Eine sachgerechte Plazierung der entlang der Basis der Atrioventrikularklappen zu legenden Nähte ist von größter Wichtigkeit. Sie können erstens dazu benutzt werden, die nicht befestigten Abschnitte der Atrioventrikularklappen an das Septum hinunterzuziehen, zweitens, um den oberen Anteil der Prothese zum Verschluß des Ventrikelseptumdefektes anzubringen und drittens, den Verschluß des Vorhofseptumdefektes entlang dieser Linie zu bewerkstelligen.

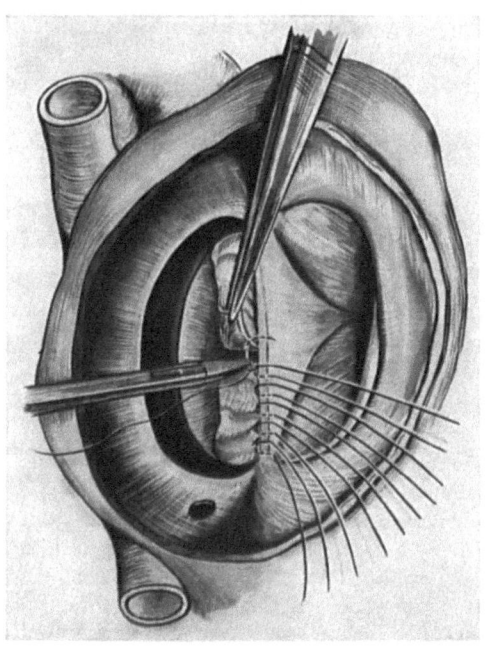

Abb. 29. Ostium primum-Defekt mit Spaltbildung im medialen Segel der Mitralklappe. Die Nahtfolge zum Verschluß des Septumdefektes durch die Basis der Tricuspidalklappe ohne Erzeugung eines Herzblocks ist dargestellt

Bei Patienten ohne ventrikulären Shunt werden diese Nähte am Übergang des septalen Segels der Tricuspidalklappe zum anterioren Mitralsegel gelegt. Sie werden in das septale Gewebe eingestochen, um eine Verletzung des Atrioventrikularknotens oder des Hisschen Bündels zu vermeiden.

Bei Vorliegen eines ventrikulären Shunt infolge fehlender Befestigung der Segelbasis (in Abwesenheit eines echten Ventrikelseptumdefektes) muß die Nadel das Ventrikelseptum durchstechen, bevor die

Nähte durch das Segelgewebe geführt werden. Man benützt hierzu kleine Nadeln mit einem 4-0 Seidenfaden, um eine Verletzung des Reizleitungssystems zu vermeiden, wobei jeder Stich nur ein kleines Gewebsstück an der rechten Hälfte des Ventrikelseptums erfaßt [60]. Bei Vorliegen eines echten Gewebsdefektes am Ventrikelseptum muß die Oberkante des Septums ersetzt werden, so daß sie nun aus dem oberen Anteil der zum Verschluß des Ventrikelseptums benutzten Prothese besteht. In solchen Fällen verlaufen die den Ansatz der Segel befestigenden Nähte durch denjenigen Teil der ventrikulären Prothese hindurch, der unter der Segelbasis liegt. Die Nähte verankern die Segel an das rekonstruierte Septum.

Bei Vorliegen eines echten Ventrikelseptumdefektes muß der Verschluß mit einer dünnen biegsamen Prothese erfolgen, um eine Störung oder eine Verlegung des Ausflusses aus dem linken Ventrikel zu vermeiden. Eine geeignete Perikardprothese oder ein dünnes Stück Kunststoffmaterial wie komprimiertes Ivalon, das mit 4-0 Seiden-Matratzen-Nähten eingenäht wird, führt zu hervorragenden Ergebnissen.

Bei der Legung der Nähte am posterioren Rand des Defektes wird sehr sorgfältig vorgegangen, um das Entstehen eines Herzblockes zu vermeiden (s. Ventrikelseptumdefekt, S. 104) [60].

Die Mechanismen einer Fehlfunktion der Atrioventrikularklappen sind beschrieben worden. Bei der Korrektur zielt der Chirurg auf die Wiederherstellung jeglicher Defekte des Klappengewebes, auf die Erzeugung normaler Klappenmotilität und auf die Wiederbefestigung der Segel, soweit notwendig, ab. Nicht in jedem Fall sind alle diese Faktoren zu berücksichtigen, jedoch sollten sie stets fest ins Auge gefaßt werden.

Ein Mangel an Klappengewebe kann nur durch Vergrößerung der Klappenoberfläche ausgeglichen werden, wobei man Perikard oder anderes Prothesenmaterial zum Defektverschluß verwendet. Die Beweglichkeit der Segel läßt sich mittels Durchtrennung abnormer, bewegungshindernder Chordae erheblich verbessern [45]. Solche Chordae fallen vor allem am anteromedialen Segel der Mitralklappe auf. Die Wiederanheftung der Segelbasis ist oben bereits beschrieben worden. Man muß daran denken, daß in einigen Fällen der Segelspalt nicht nur die Trennlinie der beiden Segelanteile darstellt, sondern daß eine partielle Ablösung einer Segelhälfte von ihrer Basis vorliegen kann. Der Spaltrand der betreffenden Segelhälfte ist dann länger als der gegenüberliegende Rand. Zur Wiederherstellung der Symmetrie muß daher der längere Spaltrand zum Teil mit dem Ventrikelseptum, zum Teil mit dem gegenüberliegenden Spaltrand vernäht werden.

Ein Verschluß des Spaltes ist nicht immer erforderlich. Wenn kein Gewebsdefekt vorhanden ist, kann der Spalt bei Bedarf durch einfache Naht mit Seideneinzelnähten der Stärke 5-0 verschlossen werden; die

Ränder des Spaltes sind leicht fibrotisch und bieten der Naht einen guten Halt.

Gelegentlich kann die Frage eines Prothesenersatzes der Mitralklappe auftreten. Da solche Defekte gewöhnlich bei Kindern vorkommen und eine richtige funktionierende Klappe beim Endokardkissendefekt durch richtige Anwendung plastischer Verfahren immer zu erreichen ist, kommt dieses Vorgehen in der Regel nicht in Frage.

Eine Prothese wird zum Verschluß des Ostium primum-Defektes immer notwendig sein, um eine Verzerrung oder Spannungsentwicklung zu vermeiden. Auch in diesem Falle verwendet man entweder Perikard oder dünnes Kunststoffmaterial. Sobald die Nähte entlang der Basis der Atrioventrikularklappen gelegt sind, können sie in diesem Gebiet zur Befestigung der Vorhofprothese verwandt werden. Der Rest der Prothese kann entweder mit Einzel- oder fortlaufenden Nähten an den halbmondförmigen Rand des Vorhofseptums befestigt werden.

Verschluß der rechtsseitigen Atriotomie

Die Atriotomie wird mit fortlaufender, 4-0 Seidennaht verschlossen, wonach die Bändchen an den Venae cavae geöffnet werden. Die Herzspitze wird hochgehoben, um in der Kammer vorhandene Luft nach oben steigen und durch den Katheter im linken Ventrikel entweichen zu lassen. Der Katheter wird sodann entfernt und die Öffnung in der Spitze der Kammer mit einer 2-0 Seiden-Tabaksbeutelnaht verschlossen.

Beendigung der extracorporalen Zirkulation

Die Herzlungenmaschine wird abgestellt und das Perikard in der oben beschriebenen Weise verschlossen (S. 111).

Postoperative Behandlung

Unter der Voraussetzung, daß die Defekte in adäquater und richtiger Weise verschlossen wurden, wird der postoperative Verlauf ohne Besonderheiten sein. Keine besonderen Vorkehrungen sind vonnöten. Digitalis wird nicht routinemäßig angewandt und muß nur dann zugeführt werden, wenn der Patient vor der Operation digitalisiert war. Komplikationen von seiten des Brustkorbes werden durch entsprechende Nachbehandlung und Zufuhr einer feuchten sauerstoffreichen Atmosphäre vermieden.

Sollte sich ein niedriges Herzauswurfvolumen einstellen, so wird dieses mit Hilfe einer langsam laufenden Infusion von Isoprenalinsulfat (1/500 000) behandelt.

Ergebnisse der Chirurgie bei Vorhofseptumdefekt

Eingriffe bei Vorhofseptumdefekten vom Secundum- und Sinus venosus-Typ werden im allgemeinen prophylaktisch durchgeführt. Das ideale Alter liegt vor der Pubertät, möglichst nach dem 7. und vor dem 20. Lebensjahr. Das Operationsrisiko ist höher in der älteren Patientengruppe, bei welchen Mitralklappenerkrankung, Rhythmusstörungen und pulmonale Hypertension das Leiden komplizieren. Chirurgische Eingriffe führten wir bei Vorliegen eines hohen Lungengefäßwiderstandes mit ausgeglichenem Shunt oder Shunt-Umkehr nicht durch.

Bei 140 Patienten, die an unserer Klinik operiert wurden, entstanden keine Todesfälle. Ein Patient mit schwerer pulmonaler Hypertension und einem nur geringen Links-rechts-Shunt hat seinen schweren Lungengefäßhochdruck beibehalten und keine wesentliche Besserung erfahren. Mitralvalvotomie oder Anuloplastik wurden bei Vorliegen einer signifikanten Mitralklappenerkrankung durchgeführt, wobei die Prognose von der Ursache der Klappenläsion abhing. Ein Klappenersatz war nur bei einem Kranken erforderlich.

Etwa $^2/_3$ der Patienten wurden rekatheterisiert, wobei sich ein kompletter Verschluß bei fast 90% der Fälle herausstellte. Bei einem Patienten, bei welchem die Vena cava inferior teilweise in den linken Vorhof umgeleitet worden war, wurde eine zweite Operation zur Wiederherstellung normaler Verhältnisse notwendig. Wir haben nur geringe Erfahrungen bei älteren Patienten im Herzversagen sammeln können, aber bei unkomplizierten Defekten in allen Altersgruppen konnten äußerst erfreuliche Ergebnisse erzielt werden.

Bei asymptomatischen Patienten mit Endokardkissendefekten läßt sich die Korrektur als ein Elektiveingriff unter prophylaktischer Indikation vor der Pubertät durchführen. Jedoch können die hämodynamischen Störungen schon zu einem frühen Lebensalter schwere, oft stark leistungsmindernde Symptome hervorrufen, so daß eine Operation zu einem frühen Zeitpunkt notwendig werden kann. Eine Operation ist bei hohem pulmonalem Gefäßwiderstand, welcher gewöhnlich einen großen Ventrikelseptumdefekt anzeigt, kontraindiziert und mit einem nicht zu verantwortenden Operationsrisiko verbunden. Bei unseren 29 Patienten ohne Ventrikelseptumdefekt und 6 Patienten mit Ventrikelseptumdefekt kam es zu je zwei Todesfällen. Die meisten der Patienten sind ein Jahr nach dem Eingriff rekatheterisiert worden. Bei mindestens der Hälfte der Fälle ist eine Heilung eingetreten. Bei zwei Kranken war eine Reoperation zum Verschluß von Restkurzschlüssen vonnöten. Etwa $^1/_3$ der Kranken hatten residuale Mitralinsuffizienz, jedoch sind hieraus bisher keine Probleme entstanden. Eine andauernde Überwachung der Kranken für den Rest ihres Lebens ist notwendig, um das Entstehen einer bakteriellen Endokarditis auszuschließen.

V. Ventrikelseptumdefekt

Der Ventrikelseptumdefekt ist die häufigste Form angeborener Herzkrankheiten. Er lag bei 40% der Kranken vor, die in der Herzklinik des Groote Schuur Hospitals zur Beobachtung kamen [2]. Männer und Frauen sind gleichermaßen betroffen. Die Anomalie kann isoliert auftreten oder in Zusammenhang mit anderen Fehlbildungen, wie zum Beispiel einer Pulmonalstenose. Die anatomische Größe schwankt vom Durchmesser eines Stecknadelkopfes bis zu einem fast völligen Fehlen des Septums. Sie korreliert nicht unbedingt mit der funktionellen Größe des Defektes. Ein großer Defekt während der Kammersystole kann aufgrund seiner Lage teilweise oder vollständig durch das septale Segel der Tricuspidalklappe verschlossen sein. Weiterhin kann die Kontraktion des septalen Muskels während der Systole die Größe des Defektes vermindern, wenn der Defekt im muskulären Septum gelegen ist [61].

Embryologie

Die Trennung der Ventrikel findet in zwei Stadien statt. Zunächst entwickelt sich der muskuläre Anteil des Ventrikelseptums, worauf der membranöse Teil des Septums die Trennung der beiden Kammern beendet.

a) Muskuläres Septum: Die ersten Anzeichen der Teilung der primitiven Kammern in einen rechten und linken Ventrikel erscheinen etwa zur gleichen Zeit, zu der das erste interatriale Septum erkennbar wird. Früh im zweiten Monat der Schwangerschaft erscheint der primäre Muskelanteil des Ventrikelseptums am Apex der Ventrikelbiegung, wobei eine interventrikuläre Öffnung zwischen seinem halbmondförmigen Rand und dem Boden der Teilung des atrioventrikulären Kanals übrig blieb (Abb. 30).

Während der frühesten Stadien erscheint das Septum als wenig mehr als ein Wulst von Trabeculae carneae. Bei sorgfältiger Rekonstruktion läßt sich eine flexible Sonde durch dieses von einem Ventrikel zum anderen durch die intertrabekulären Räume hindurchschieben. Im Zuge der weiteren Entwicklung verschmelzen diese immer mehr, bis schließlich eine zusammenhängende myokardiale Masse entsteht. Verschmelzungsfehler erzeugen den Ventrikelseptumdefekt vom „Schweizer Käse"-Typus. Man sagt gewöhnlich vom Ventrikelseptum, daß es in Richtung auf den Atrioventrikularkanal wächst. In der Tat aber wäre es richtiger festzustellen, daß die Ventrikelkammern auf beiden Seiten des Septums sich ausdehnen, so daß das Septum relativ weiter in das vergrößerte Ventrikellumen vorragt und das interventrikuläre Foramen im Verhältnis zur Septumgröße kleiner erscheint. Die interventrikuläre Öffnung schließt sich, zum Unterschied zur atrialen, erstaunlich früh. Normalerweise sind alle Spuren der Öffnung am Ende des zweiten Schwangerschaftsmonats verschwunden. Der endgültige Verschluß wird durch die Ausbildung des membranösen Anteils des Septums bewirkt.

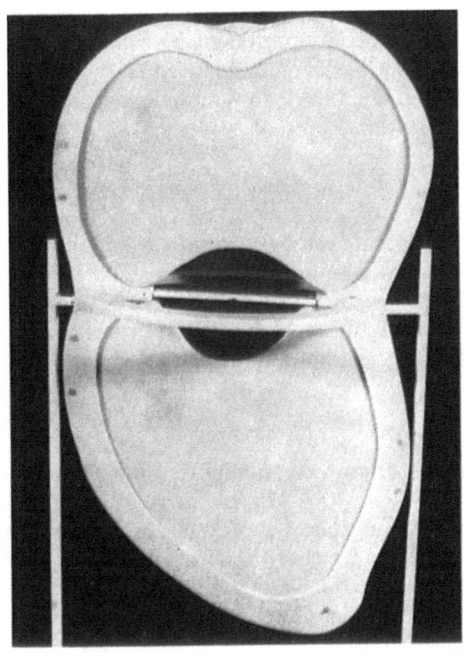

Abb. 30. In dieser Photographie eines Modells ist der obere Anteil des Ventrikelseptums unvollständig

b) Membranöses Septum: Auf der ventrikulären Seite der Aorten- und Pulmonalklappen erscheinen Wülste, die denjenigen der Endokardkissen ähneln. Diese wachsen nach unten in den trichterförmigen ventrikulären Ausflußbereich und sind unter der Bezeichnung Conuswülste bekannt. Sie folgen den direkten Ausläufern der in spiraliger Weise verlaufenden Truncuswülsten und reduzieren so (von oben) die Größe des interventrikulären Foramens. Lokale Vergrößerung der Ränder der Endokardkissen des atrioventrikulären Kanals verlegen ebenfalls das verkleinerte Foramen interventriculare. Schließlich wächst Bindegewebe über das halbmondförmige muskuläre Septum und diese drei Komponenten vereinigen sich, um den membranösen Anteil des Ventrikelseptums zu bilden.

Klassifikation der Defekte

Eine Anzahl ausgezeichneter Klassifikationen des Ventrikelseptumdefektes auf anatomischer oder embryologischer Grundlage sind vorgeschlagen worden [62—67]. Praktisch gesehen ist eine detaillierte Klassifikation überflüssig und nur vier kongenitale Defekte des Ventrikelseptums erfordern die Aufmerksamkeit des Chirurgen:

1. Völliges Fehlen des Septums (single ventricle);
2. Defekte im Bereich des membranösen Septums;
3. supra-cristale oder inferior-pulmonale Defekte und
4. muskuläre Septumdefekte.

Gemeinsamer Ventrikel (Single ventricle)

Hier liegt ein komplettes oder praktisch gänzliches Ausbleiben der Entwicklung des muskulären Septums vor. Die oft abnormen Atrioventrikularklappen öffnen sich in eine einzige Kammer. Die Öffnungen der Pulmonalarterie und der Aorta können normal sein, erweisen sich aber oft als verzogen, transponiert oder atretisch.

Membranöser Septumdefekt

Dieser ist mit Abstand der häufigste Defekt, den der Chirurg zu sehen bekommt. Obzwar im allgemeinen als membranös bezeichnet, leitet sich die Verbindung nicht immer aus einer fehlerhaften Entwicklung des membranösen Septums alleine ab [67, 68]. Wenn man den Defekt vom linken Ventrikel aus betrachtet, liegt der Defekt charakteristischerweise unter dem Aortenanulus, gewöhnlich am Übergang des acoronalen Segels zum rechten. In dieser Lage sind die Grenzen des Defektes ganz charakteristisch, wenn man sie vom rechten Ventrikel her betrachtet (Abb. 31). Der Defekt liegt hinter der Crista supraventricularis und wird nach vorne durch den Aortenklappenring und nach hinten und unten durch den muskulären Rand, d. h. den Oberrand des muskulären Septums, begrenzt. Kopfwärts sind beide Strukturen durch die Crista verbunden, die sie auch überlagern kann; der postero-inferiore Teil des Ovals wird vom atrioventrikulären Ring, zwischen septalem und anteriorem Segel der Tricuspidalklappe begrenzt. Der rechte und linke Ast des Hisschen Bündels verläuft im postero-inferioren Rand des Defektes. Beide sind daher dauernd in Gefahr verletzt zu werden, wenn der Defekt chirurgisch verschlossen wird.

Supra-cristaler Defekt

Dieser entsteht aus einer fehlerhaften Entwicklung des anterioren Septums [67] und steht in enger Beziehung zur Pulmonalklappe. Er dehnt sich in der Regel nicht nach hinten oder unten über die Crista supraventricularis hinaus aus. Der Oberrand solcher Defekte wird durch den pulmonalen Klappenring gebildet und der rechte Rand durch den Aortenklappenring. Unterhalb und nach links zu besteht der Rand des Defektes, als Teil des muskulären Septums, aus Muskel.

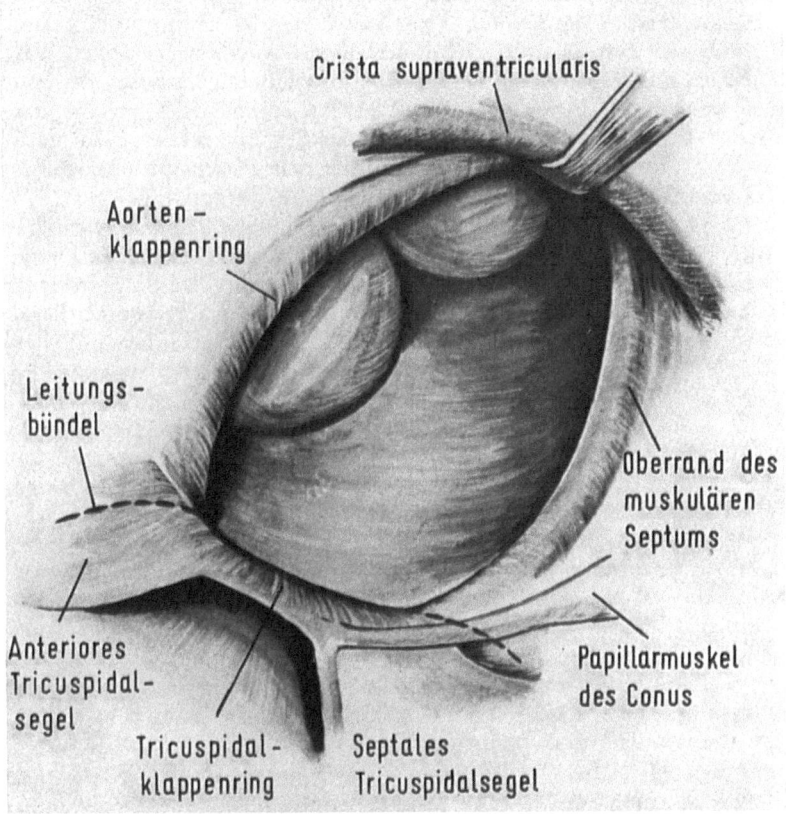

Abb. 31. Die charakteristischen Grenzen eines Ventrikelseptumdefekts vom membranösen Typus

Muskuläre Septumdefekte

Diese liegen gänzlich im muskulären Septum, weitab von der Aortenklappe. Sie können einzeln auftreten, sind jedoch häufiger multipel als die oben beschriebenen Defekte und machen weniger als 10%/o aller Ventrikelseptumdefekte aus. Wenn sie hinter den in diesem Gebiet dicht gelagerten muskulären Trabekeln verborgen sind, kann ihre Darstellung bei der Operation sehr schwierig sein.

Hämodynamik des Ventrikelseptumdefektes

Die Hämodynamik dieser Defekte wird von zwei Faktoren bestimmt: der Größe des Defektes und dem Strömungswiderstand, welchen die Ausflußbahn des rechten Ventrikels bietet. Die rechtsventrikuläre Ausflußbahn besteht aus dem Infundibulum des rechten Ventrikels, der Pulmonalklappe und dem Klappenring, den Pulmonalishauptästen und den pulmonalen Arteriolen. Bei Ventrikelseptumdefekt verläßt das Blut den linken Ventrikel sowohl durch die Aortenklappe als auch durch den Defekt. Die Größe des Defektes steht in kritischer Beziehung zur durchfließenden Kurzschlußblutmenge.

Bei kleinem Defekt übersteigt der Strömungswiderstand, den der Defekt bietet, denjenigen des peripheren Kreislaufs, d. h. der kleine Durchmesser des Ventrikelseptumdefektes begrenzt den Blutdurchtritt (sog. restriktiver Defekt). Solange ein restriktiver Defekt vorliegt, kann der Pulmonalisdruck nicht den Systemdruck erreichen und der Links-rechts-Shunt ist nur mäßig groß. Die Größe der Defekte schwankt von einer stecknadelkopfgroßen Öffnung bis zu einem Zentimeter oder mehr, wobei der Kurzschluß der Größe des Defektes proportional ist.

Wenn der Defekt über einer kritischen Größe liegt, die von der Herzgröße abhängt, so bietet er weniger Strömungswiderstand als der system-arterielle Widerstand (sog. nicht-restriktiver Defekt). Das Überleben hängt nun ab von den sich in der Ausflußbahn des rechten Ventrikels abspielenden Anpassungsvorgängen, die den Widerstand des Blutübertritts vom linken Ventrikel vermehren und daher den großen Kreislauf begünstigen. Diese Anpassung kann innerhalb des Infundibulums des rechten Venrtikels durch Hypertrophie der Crista supraventricularis geschehen, wobei es zu einem Druckgradienten zwischen rechtem Ventrikel und Pulmonalarterie kommt, der den Links-rechts-Shunt vermindert. Der Widerstand kann auf Höhe der Pulmonalklappe oder des Klappenrings (Pulmonalstenose) liegen, in den Ästen der Lungenschlagader (distale Pulmonalarterienstenose) oder schließlich, am häufigsten, in den pulmonalen Arteriolen (pulmonaler arteriolärer Widerstand).

Eine Rekapitulation der Entwicklung der Lungenzirkulation während des Fetallebens und des frühen Neugeborenendaseins ist nun erforderlich (s. S. 3). Bei der Geburt besitzen die Pulmonalarterien die Struktur relativ dickwandiger Gefäße mit kleinem Lumen, ähnlich peripheren Gefäßen entsprechender Größe. Der Pulmonalisdruck fällt, indem sich die Lungen ausdehnen, und der pulmonale Widerstand sinkt. Mit der Zunahme des venösen Rückflusses zum linken Vorhof verschließt sich das Foramen ovale und ebenso der Ductus. Der Pulmonalkreislauf ist nun vollständig abgetrennt und nicht mehr dem peripheren arteriellen Druck ausgesetzt. Das pulmonale Gefäßsystem durchläuft zunehmende Veränderungen, bis die dilatierten Gefäße des Erwachsenen erreicht sind. Dieser Vorgang dauert bis zu 2 Jahren.

Bei einem großen Ventrikelseptumdefekt ist die Pulmonalzirkulation niemals von der peripheren getrennt. Das sich in der Folge entwickelnde Bild wird bestimmt durch die Geschehnisse im Gefäßsystem der Lunge. Durchlaufen die Arterien keine Involution, so bleibt der Gefäßwiderstand hoch und es entwickelt sich ein Eisenmenger-Syndrom. Gewöhnlich aber fällt der pulmonale Gefäßwiderstand, so daß die Lungen überflutet werden und ein linksventrikuläres Versagen entsteht. Eine superimponierte pulmonale Infektion wirkt oft als letzter Stoß, der das Herzversagen herbeiführt. Wenn das Kleinkind nicht behandelt wird, ist mit einer hohen Letalität zu rechnen — vor allem wenn das klinische Bild durch einen Ductus kompliziert ist. Bei adäquater internistischer Behandlung und sorgfältiger fortlaufender Zufuhr von Digitalis, Diuretica und Antibiotica, kann das Kind gewöhnlich über die kritischen ersten zwei Lebensjahre hinweggebracht werden. Danach läßt sich ein korrektiver Eingriff gewöhnlich mit einem vernünftigen Risiko durchführen.

Gelegentlich entwickeln sich, nach anfänglicher Involution mit Abfall des pulmonaen Gefäßwiderstandes, reaktive Veränderungen in den Lungengefäßen, die eine Überflutung der Lunge verhindern.

Der weitere Verlauf wird bestimmt durch den Grad und die Geschwindigkeit der Gefäßveränderungen. Diese können sich über viele Jahre hinweg entwickeln und treten vor der Pubertät selten auf. Daher läßt sich ein elektiver chirurgischer Eingriff gewöhnlich durchführen.

Es liegt auf der Hand, daß ein ganzes Spektrum hämodynamischer Bedingungen, in Abhängigkeit von der Größe des Defektes und dem Grad der Behinderung der Lungendurchblutung, angetroffen werden kann.

Auswirkungen einer erhöhten Lungendurchblutung: Bei kleinem Links-rechts-Shunt nimmt das Lungengefäßsystem die erhöhte Lungendurchblutung mühelos auf, ohne daß es dabei zu einem Druckanstieg oder zu einer Zunahme des pulmonalen Gefäßwiderstandes kommt. Beide Ventrikel sind wenig überlastet und geringe oder überhaupt keine Symptome treten auf. Bei mäßigem Shunt führt die erhöhte Lungendurchblutung zu einer Größenzunahme des linken Vorhofs und Ventrikels als Folge einer diastolischen Überlastung. Der rechte Ventrikel ist wenig belastet und der Druck steigt nur geringgradig an. Ein erheblicher Links-rechts-Shunt wirkt sich an allen Kammern des Herzens aus. Ein großes Blutvolumen strömt während der Diastole zum linken Vorhof und Ventrikel zurück — diastolische Überlastung dieser Kammern — und wenn Herzversagen entsteht, wird der erhöhte Druck auf die Lungenvenen und Lungenarterien übermittelt mit der Folge eines pulmonalen Hochdrucks (wobei der Pulmonalarterienwiderstand normal oder vermindert sein kann) und einer systolischen Überlastung des rechten Ventrikels. Auch die rechte Kammer wird während der Diastole durch den Ventrikelseptumdefekt gefüllt. Das Endergebnis kann ein Versagen aller Kammern des Herzens sein. Besonders bei Kleinkindern ist ein Herzversagen mit biventrikulärer Überlastung und starker Zunahme der Lungendurchblutung häufig.

Auswirkungen einer Verlegung des Ausflusses aus dem rechten Ventrikel: Ist die Ausflußbehinderung gering, so ergeben sich keine nennenswerten Folgen für den Links-rechts-Shunt, der ausschließlich von der Größe des Defektes bestimmt wird. Bei zunehmenden Graden der Obstruktion kommt es zu einer entsprechenden Reduktion der Lungendurchblutung. Liegt eine erhebliche Strömungsbehinderung vor, oder erreicht sie das Niveau des peripheren Widerstandes, so wird der Links-rechts-Shunt minimal oder abwesend sein. In den Fällen, in welchen der Strömungswiderstand denjenigen der Peripherie übersteigt, resultiert ein Rechts-links-Shunt mit arterieller Untersättigung und Cyanose. Der Ort der Obstruktion bestimmt das klinische Bild. Handelt es sich um eine Verlegung des rechten Ventrikels oder der Pulmonalklappe, so entsteht eine Fallotsche Tetralogie; liegt sie in den Pulmonalarterien, so besteht ein Eisenmenger-Syndrom.

Ein Herzversagen stellt sich bei systolischer Überlastung des rechten Ventrikels nur selten ein und tritt nur im Zusammenhang mit der Entstehung einer Tricuspidalinsuffizienz auf.

Klinisches Bild

1. Unkomplizierter, isolierter Ventrikelseptumdefekt

Unter diesem Begriff versteht man ein Leiden, bei welchem Größe des Defektes und arterieller Lungenwiderstand alleine die Folgen der Anomalie bestimmen. Keine Pulmonalstenose oder zusätzliche Anomalien, wie Aortenisthmusstenose, Vorhofseptumdefekt etc., liegen vor. Unkomplizierte Ventrikelseptumdefekte lassen sich, je nach dem Verhalten der Lungendurchblutung [69], in drei Gruppen einteilen.

Typ I: Pulmonalarteriendruck und Widerstand sind praktisch normal. Die Defektgröße schwankt von einer stecknadelkopfgroßen Öffnung bis zu einem Zentimeter oder mehr. Der Shunt kann minimal oder von erheblicher Größe sein. Er wird von der Lungenzirkulation ohne Druckanstieg aufgenommen. Der Patient ist meist ein kleines Kind, asymptomatisch und normal entwickelt, wobei man auf das Herz wegen eines Geräusches aufmerksam wurde.

Typ I A: Ein kurzes systolisches Geräusch, meist maximal im 4. Intercostalraum, findet sich bei einem asymptomatischen Patienten. Elektrokardiogramm und Röntgenuntersuchung sind normal (Abb. 32).

Typ I B: Dies ist die häufigste Erscheinungsform des Ventrikelseptumdefektes, wobei Herzgeräusche beim asymptomatischen Patienten auf das Vorhandensein eines Herzfehlers aufmerksam machen. Es besteht ein rauhes Schwirren im linken 4. Intercostalraum; ein

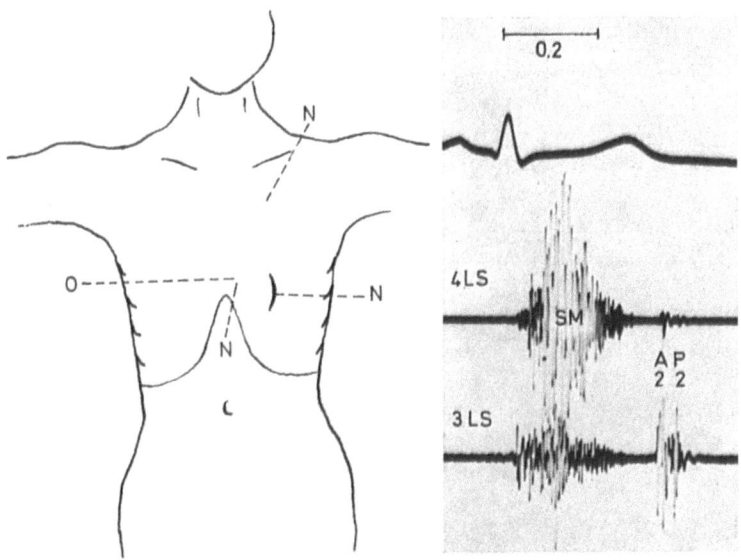

EKG normal; Röko normal; Asymptomatisch; Typ I A

Abb. 32. Diese und die folgenden 5 Abbildungen sind mit freundlicher Erlaubnis der Herausgeber des British Heart Journal 1965 reproduziert. Siehe Text. Symbole dieser und der folgenden Abbildungen: N = normale Herzgröße; O = kein Schwirren; LV = linker Ventrikel; RV = rechter Ventrikel; 4 LS = 4. ICR links; 3 LS = 3. ICR links; A 2 = 2. Herzton, Aorta; P 2 = 2. Herzton, Pulmonalis; 1, 2, 3 = 1., 2., 3. Herzton; LF = Niederfrequenz; MF = Mittelfrequenz; HF = Hochfrequenz; SM = Systolisches Geräusch; DM = Diastolisches Geräusch; EDM = Frühdiastolisches Geräusch; CAR = Carotis; MA = Mitralgegend; PA = Pulmonalgegend

lautes pansystolisches Regurgitationsgeräusch und ein dritter Herzton an der Spitze begleiten das Schwirren. Der zweite Herzton hat normale Intensität und ist gewöhnlich breit gespalten. Obgleich das Herzgeräusch gewöhnlich im 4. Intercostalraum links am deutlichsten ist, läßt es sich bei 1/5 der Fälle am besten im Pulmonalgebiet hören und ähnelt hier im hohen Maße einer geringgradigen Pulmonalstenose. Das Elektrokardiogramm und die Röntgenuntersuchung sind normal (Abb. 33).

Typ I C: Die meisten Patienten sind asymptomatisch. Es besteht ein rauhes Schwirren zusammen mit einem lauten Geräusch, das von einem frühen Lebensalter an hörbar war, im linken 4. Intercostalraum maximal ist und mit einem etwas verlagerten überaktiven linken Ventrikel einhergeht. Ein mittdiastolisches Geräusch als Folge eines erhöhten

Blutdurchtrittes durch die Mitralklappe ist gewöhnlich feststellbar. Der zweite Herzton hat normale Intensität und es besteht eine normale oder breite Spaltung. Das Elektrokardiogramm zeigt entweder keine Veränderungen oder diejenigen einer geringgradigen rechtsventrikulären

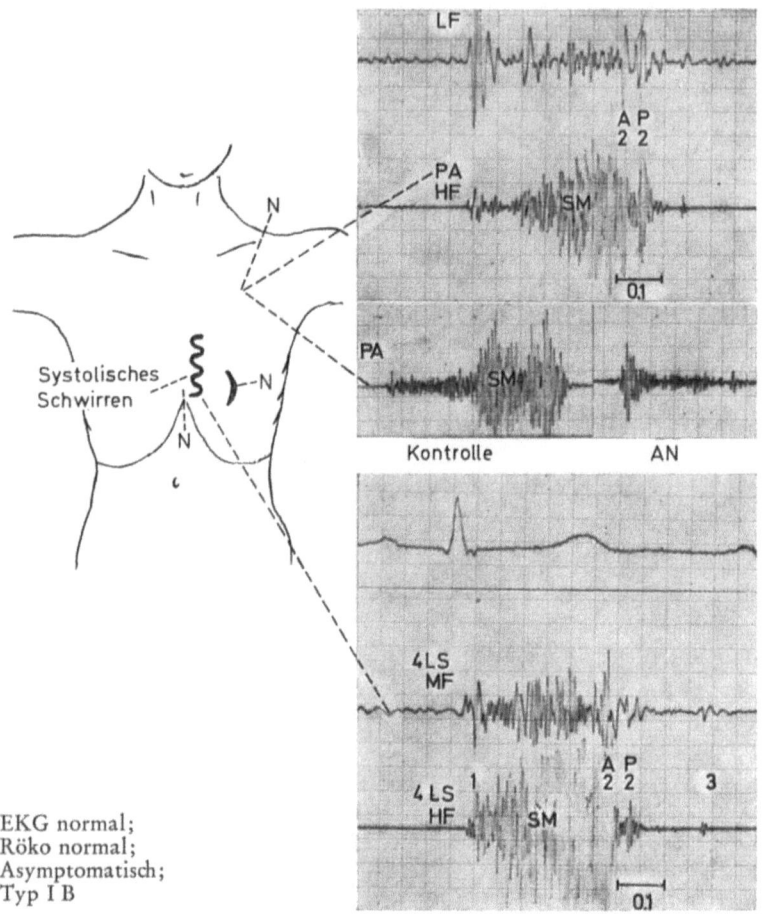

Abb. 33. Siehe Text

Hypertrophie. Bei der Röntgenuntersuchung zeigt sich Kardiomegalie mit mäßiger Stauung (Abb. 34).

Typ II: Symptome und Geräusche weisen bei diesen Fällen schon zu einem frühen Lebensalter auf das Herz hin. Ein zentraler Herzbuckel ist oft vorhanden. Zusätzlich zu einem rauhen Schwirren im 4. Intercostalraum links erweist sich der linke Ventrikel als stoßend, überaktiv und verlagert. Die Zeichen einer rechtsventrikulären Überlastung findet man beim Palpieren des linksparasternalen Gebietes. Ein lautes pansystolisches Regurgitationsgeräusch, maximal im 4. linken Intercostal-

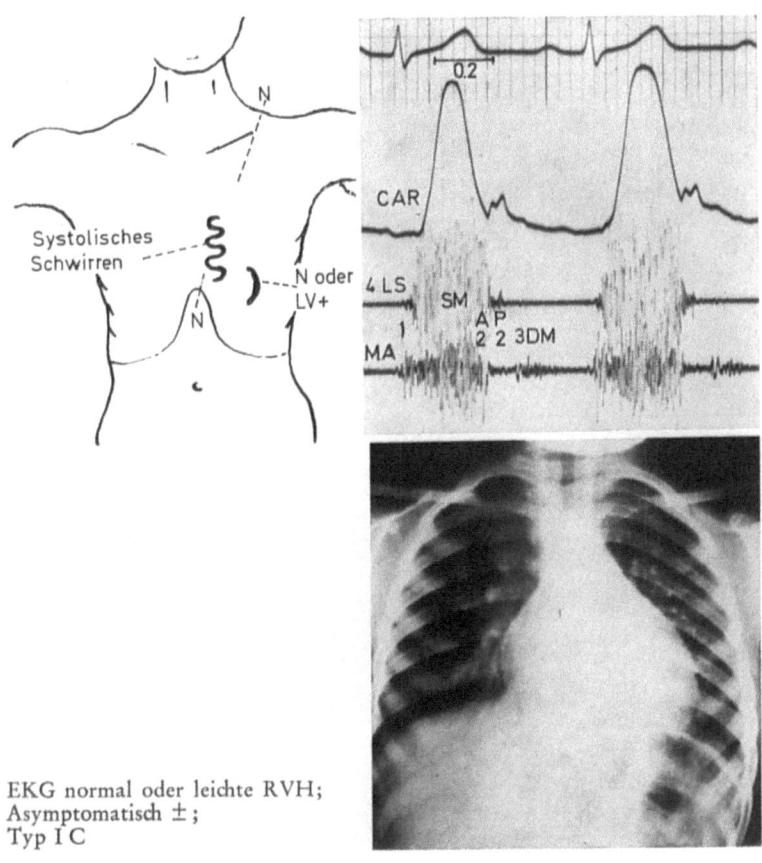

Abb. 34. Siehe Text (S. 87)

raum, ist vorhanden. Es besteht ein dritter Herzton mit einem leicht hörbaren mittdiastolischen Geräusch an der Herzspitze. Der zweite Herzton ist bei mäßiger Verstärkung der pulmonalen Komponente gewöhnlich gespalten. Das Elektrokardiogramm zeigt rechtsventrikuläre Hypertrophie, gelegentlich biventrikuläre Hypertrophie und bei der Röntgenuntersuchung findet man erhebliche Kardiomegalie mit starker pulmonaler Plethora. Der Pulmonalarteriendruck ist erhöht, jedoch nicht auf systemische Werte, und es findet sich ein erheblicher Linksrechts-Shunt (Abb. 35).

Typ III: Der Septumdefekt stellt kein Strömungshindernis mehr dar. Das klinische Bild wird bestimmt vom pulmonalarteriolären Widerstand.

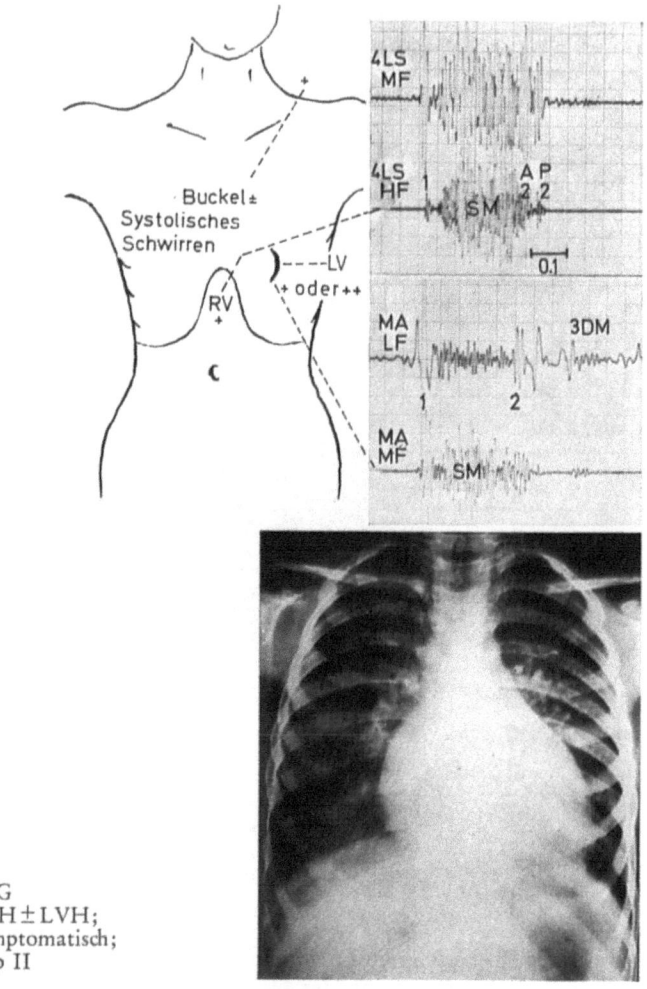

EKG
RVH ± LVH;
Symptomatisch;
Typ II

Abb. 35. Siehe Text

Typ III A: Patienten dieser Gruppe weisen zu einem frühen Lebenszeitpunkt Symptome und Geräusche auf. Klinisch bestehen die Anzeichen starker Erhöhung von pulmonaler Durchblutung und Druck. Man fühlt ein starkes Heben über der Ausflußbahn des rechten Ventrikels bei palpablem Pulmonalklappenschluß. Ein systolisches Schwirren fehlt häufig und das Geräusch ist gewöhnlich kurz und weicher als bei Fällen vom Typ II. Der zweite Herzton ist einzeln oder nur geringgradig gespalten und stark akzentuiert. Ein lautes mittdiastolisches

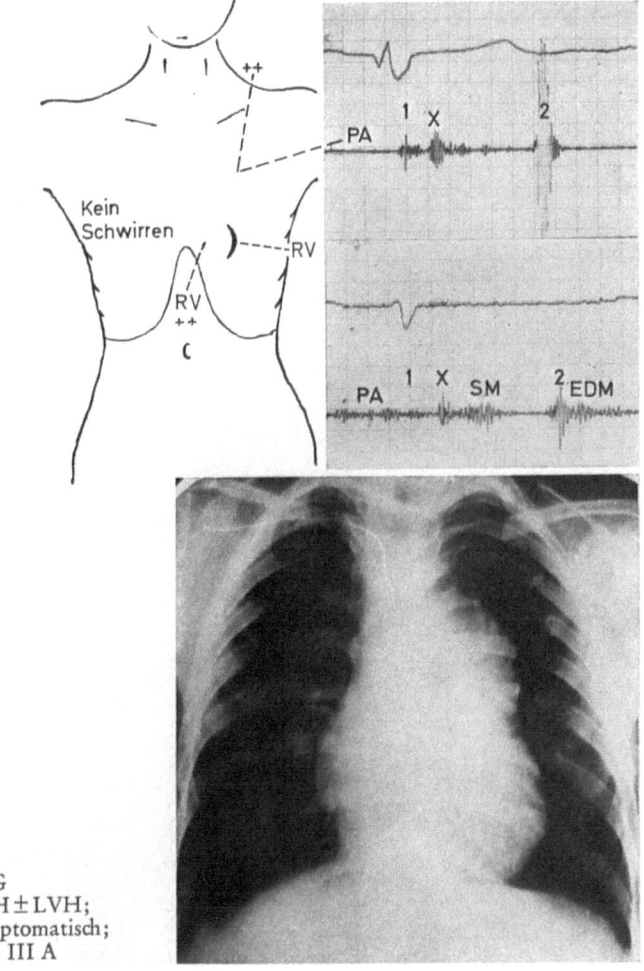

EKG
RVH ± LVH;
Symptomatisch;
Typ III A

Abb. 36. Siehe Text

Geräusch an der Herzspitze weist auf den großen Links-rechts-Shunt hin. Das Elektrokardiogramm zeigt erhebliche rechtsventrikuläre Hypertrophie, oft biventrikuläre Hypertrophie; nennenswerte Herzvergrößerung (beider Kammern) mit starker pulmonaler Blutanfüllung imponieren im Röntgenbild (Abb. 36).

Typ III B: Diese Form erkennt man häufiger aufgrund von Symptomen und Cyanose, als wegen der Herzgeräusche. Bei der Palpation stehen die Zeichen einer pulmonalen Hypertension (rechtsventrikuläres Heben und pulmonaldiastolischer Schock) im Vordergrund ohne erkennbare Kardiomegalie und ohne systolisches Schwirren. Es besteht ein weiches pulmonal-systolisches Geräusch, ein pulmonaler "ejection click" und oft ein frühsystolisches pulmonales Geräusch. Der zweite Herzton ist verstärkt und einzeln. Das Elektrokardiogramm zeigt

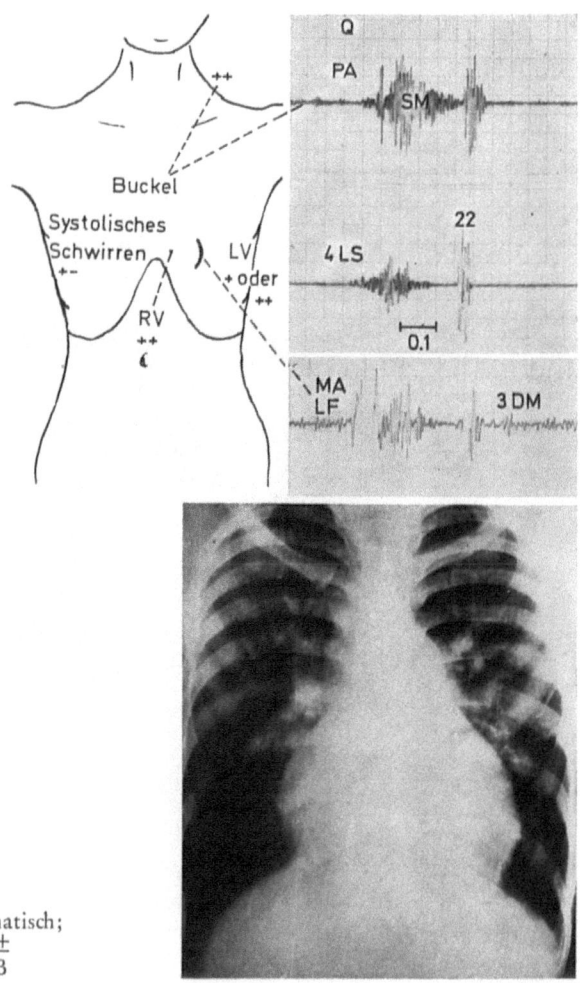

EKG
RVH
Symptomatisch;
Cyanose ±
Typ III B

Abb. 37. Siehe Text

Hypertrophie der rechten Kammer und bei der Röntgenuntersuchung sind erhebliche Erweiterung der Lungenarterien mit peripherer Verengung vorhanden. Der Pulmonalarterienwiderstand ist dem systemischen gleich oder übersteigt ihn sogar (Abb. 37).

Diagnose

Die von einem isolierten Ventrikelseptumdefekt erzeugten Zeichen sind gewöhnlich so eindeutig, daß seine Diagnose am Krankenbett in der Regel möglich ist. Er muß im wesentlichen von der Pulmonalstenose und einer rheumatischen Herzerkrankung unterschieden werden. Der Ventrikelseptumdefekt ist jedoch so häufig mit anderen Anomalien vergesellschaftet, daß man eine Untersuchung durch Herzkatheterismus und Angiokardiographie im allgemeinen empfehlen muß, besonders, wenn ein Eingriff in Aussicht steht. Weiterhin ist eine präzise hämodynamische Auswertung von erheblichem Wert und die Lage des Defektes in bezug auf den Ursprung der großen Gefäße sollte bekannt sein.

Operationsindikation

Leider ist die natürliche Entwicklungsgeschichte des Ventrikelseptumdefektes unbekannt (und wird wahrscheinlich niemals aufgeklärt werden). Dies ist nicht überraschend, wenn man weiß, daß wir es mit einem ganzen Spektrum von Anomalien zu tun haben. Obzwar dieser Defekt das häufigste angeborene Herzleiden im Kleinkindalter ist, besteht die Tatsache, daß er selten beim Erwachsenen oder im Alter angetroffen wird. Es wäre naiv anzunehmen, daß die Patienten mit Ventrikelseptumdefekt früh an Herzversagen oder Komplikationen wie einer bakteriellen Endokarditis versterben und daher nur eine begrenzte Lebensspanne besitzen. Ein Spontanverschluß von Ventrikelseptumdefekten ist seit über 50 Jahren bekannt, aber die Häufigkeit dieser Entwicklung ist erst kürzlich herausgestellt worden [70]. Gewöhnlich verschließen sich diese Defekte im ersten oder zweiten Lebensjahr, aber nachgewiesene Fälle sind auch im späten Erwachsenenalter beobachtet worden [71]. Unseren ältesten Patienten sahen wir in seinen 40er Jahren.

Bei der Operationsindikation legen wir sehr kritische Maßstäbe ein, wobei wir gerne zugeben, daß unsere Ansichten nicht allgemein akzeptabel sein mögen. Die alleinige Tatsache, daß ein Defekt unter nur geringem Risiko verschlossen werden kann, rechtfertigt keinen offenen Herzeingriff, besonders solange die Langzeitergebnisse der Chirurgie und besonders die der Erzeugung eines Rechtsschenkelblockes bisher nicht faßbar sind.

Im allgemeinen ist die Operation bei Patienten mit Defekten der Typen II und III A indiziert. In diesen Fällen liegen schwerwiegende Symptome vor, es bestehen erhebliche Einengung der Aktivität, Wachstumsverzögerung, häufige respiratorische Infektionen und objektive Zeichen kardialer und pulmonaler Erkrankung. Das optimale Operationsalter liegt zwischen 5 und 10 Jahren, und wir versuchen im allgemeinen, einen Eingriff vor dem 3. Lebensjahr zu vermeiden. Bei jungen Kleinkindern mit unkompliziertem Defekt, insbesondere jenen unter einem Jahr, erweist sich eine internistische Behandlung gewöhnlich als erfolgreich. Die Kranken können über einen schwierigen Zeitraum hinweggebracht werden, bis ein elektiver Eingriff in Frage kommt. Jenseits des 3. Lebensjahres beträgt das Krankengewicht gewöhnlich mehr als 12 kg, und die Risiken einer kompletten Korrektur haben abgenommen. Beim ernstlich kranken Patienten kann gelegentlich ein Palliativeingriff, wie eine Pulmonalarterienbändelung erforderlich werden. Ein solcher Eingriff ist indiziert, wenn der Patient auf internistische Behandlung schlecht anspricht, nicht wächst und Dyspnoe und Lungenstauung anhalten.

Patienten mit Defekten des Types I C benötigen gewöhnlich nicht einen sofortigen chirurgischen Eingriff. Dies ist nur erforderlich bei großem Shunt, d. h. mehr als 55%, wobei die Gefährdung bei normalem Pulmonalarteriendruck sehr klein ist. Die Hauptgefahr für solche Kranken besteht in der bakteriellen Endokarditis. Gelegentlich kommt es zu schweren Symptomen mit Linksherzversagen bei normalen Pulmonalarteriendrücken, sogar bei jungen Kleinkindern. Symptomatische Patienten sollten unbedingt für einen chirurgischen Eingriff in Betracht gezogen werden.

Eine Korrektur ist beim Typ III B kontraindiziert. Das Operationsrisiko ist höher und der Erfolg nur gering. Der Kranke behält gewöhnlich seinen schweren pulmonalen Hochdruck bei. Die weitere Entwicklung solcher Patienten ist im allgemeinen ungünstig.

Ein chirurgisches Vorgehen ist ebenfalls überflüssig und kontraindiziert bei Fällen vom Typ I A und I B. Gelegentlich entwickelt solch ein Kranker eine bakterielle Endokarditis, die auf entsprechende Therapie anspricht. Selbstverständlich kann man sich auch hier für die Korrektur aussprechen, jedoch haben wir sie hier nicht erzwungen.

2. *Ventrikelseptumdefekt mit zusätzlichen Anomalien*

Offener Ductus arteriosus (s. S. 6): Diese Anomalie kommt häufig in Zusammenhang mit Ventrikelseptumdefekt vor. Bei kleinem Defekt überlagern die typischen Erscheinungen eines offenen Ductus (d. h. ein kontinuierliches Geräusch im Pulmonalgebiet) die Zeichen eines kleinen Ventrikelseptumdefektes. Durchtrennung des offenen Ductus allein ist in solchen Fällen allgemein indiziert, wobei der Defekt offen bleiben kann.

Bei großem Septumdefekt und pulmonaler Hypertension läßt sich der offene Ductus häufig nicht erkennen, bis man den Patienten am extracorporalen Kreislauf hat. Der Ductus muß zuerst ligiert werden, bevor man mit dem Eingriff fortfährt.

Aortenisthmusstenose: Mit oder ohne offenen Ductus arteriosus; (s. S. 27).

Vorhofseptumdefekt: Der Ventrikelseptumdefekt überlagert im allgemeinen das klinische Bild. Unterscheidung vom Endokardkissendefekt ist gewöhnlich durch Elektrokardiographie möglich (s. S. 54).

Endokardkissendefekt: (s. S. 60).

Aorteninsuffizienz: Ventrikelseptumdefekt mit Aorteninsuffizienz stellt eine schwerwiegende Anomalie dar, welche dem Chirurgen erhebliche technische Probleme bietet. Es besteht eine zunehmende Störung der Aortenklappenfunktion, die in fortschreitender Aorteninsuffizienz und Versagen des linken Herzens ausläuft. Das septale Segel der Aortenklappe prolabiert durch den unmittelbar darunterliegenden Septumdefekt, der die Aorteninsuffizienz propagiert und schwerer werden läßt. Wenn die Defekte nicht chirurgisch korrigiert werden, folgen schließlich progressive Herzvergrößerung mit Herzversagen.

Die Symptome der Aorteninsuffizienz überlagern die Zeichen des Ventrikelseptumdefektes. Der Defekt ist gewöhnlich groß, vom Typ II und III in der Regel, aber gelegentlich findet man funktionell kleine Defekte mit mäßiger oder schwerer Aorteninsuffizienz. Diese andernorts diskutierten Defekte (s. S. 80) müssen nicht unbedingt anatomisch klein sein. Die Zeichen einer Aorteninsuffizienz, wie große Pulsamplitude, große dilatierende, kollabierende Arterien und Vegrößerung des linken Ventrikels, lassen sich klinisch leicht feststellen. Das Leiden muß von einer Pulmonalinsuffizienz, von einem offenen Ductus arteriorus und von einem rupturierten Sinus Valsalvae Aneurysma unterschieden werden.

Pulmonalstenose: Eine gleichzeitig bestehende pulmonale Ausflußstenose mit valvulärer, infundibulärer oder Pulmonalarterienverlegung bringt besondere Probleme für Diagnose und Behandlung des Ventrikelseptumdefektes mit sich. Weiterhin erzeugt ein Ventrikelseptumdefekt mit Behinderung des pulmonalen Ausflusses ein Spektrum klinischer Syndrome, das ebenso breit ist, wie dasjenige des isolierten Ventrikelseptumdefektes an sich. Es gibt zwei Variablen: den Ventrikelseptumdefekt und die Ausflußbahnstenose.

Das klinische Problem besteht darin, daß die Zeichen einer pulmonalen Ausflußbehinderung sich zu jenen eines Ventrikelseptumdefektes hinzugesellen. Eine pulmonale Ausflußverlegung kann einhergehen mit einem Ventrikelseptumdefekt der Typen I, II oder III A, so daß die durch den Septumdefekt erzeugten Symptome zu jenen der Stenose hinzukommen. Die letztere wird verstärkt durch das die Pulmonalklappe passierende erhöhte Strömungsvolumen. Eine Herzkatheterisierung ist der einzig sichere Weg, um zu einer präzisen Diagnose zu gelangen.

a) Geringgradige Pulmonalstenose: Ob ein kleiner oder ein großer Ventrikelseptumdefekt vorliegt, es findet sich stets ein Links-rechts-Shunt. Das klinische Bild entspricht demjenigen eines Ventrikelseptumdefektes. Wenn es sich daher um einen kleinen Defekt handelt, wird eine Behandlung nicht durchgeführt; bei großem Defekt modifiziert das Vorhandensein einer Pulmonalstenose das hämodynamische Bild sehr wenig und die Behandlung entspricht derjenigen des Ventrikelseptumdefektes. Die Pulmonalstenose ist oft funktioneller Natur und beruht auf eine Hypertrophie der Crista supraventricularis. Eine Versorgung des Defektes allein führt zum Ziel; im Laufe der Zeit kommt es zu einer Regression der muskulären Hypertrophie mit einem Verschwinden des Gradienten im rechten Ventrikel.

b) Schwere Pulmonalstenose: Bei dieser Erkrankung ist der durch die Pulmonalstenose gebotene Widerstand groß oder größer als der Systemwiderstand und spielt daher die bedeutsamere Rolle im hämodynamischen Gesamtbild. Bei kleinem Defekt entspricht das klinische Bild einer Pulmonalstenose mit normaler Aortenwurzel und intaktem Ventrikelseptum (s. S. 136). Der chirurgische Eingriff zielt zunächst auf eine Beseitigung der Klappenstenose ab. Der Septumdefekt muß jedoch, zusätzlich zur Pulmonalvalvotomie, verschlossen werden, und zwar unter allen Umständen, weil der Defekt anatomisch groß, aber funktionell klein sein kann und die Stenosenbeseitigung allein einen funktionell und anatomisch großen Ventrikelseptumdefekt zur Folge haben kann.

Bei schwerer Stenose und großem Defekt wird das hämodynamische Resultat davon bestimmt, ob der periphere oder der pulmonale Ausflußwiderstand größer ist. Liegt der systemische Widerstand höher, so wird ein Ventrikelseptumdefekt mit Pulmonalstenose diagnostiziert. Bei größerem pulmonalem Ausflußwiderstand ergibt sich eine Fallotsche Tetralogie. Sind die beiden Widerstände ausgeglichen, so spricht man von einer acyanotischen Tetralogie von FALLOT.

Weiterhin ist die hämodynamische Situation selbst bei ein und demselben Patienten nicht statisch. Ein Kleinkind kann einen Ventrikelseptumdefekt mit geringer Infundibulumstenose besitzen. Im Verlauf der Zeit vermindert eine fortschreitende Hypertrophie der Crista supraventricularis den Links-rechts-Shunt mit der Folge einer Reduktion der Herzgröße und schließlich dem klinischen Bild einer Fallotschen Tetralogie. Die Unterscheidung eines Ventrikelseptumdefektes mit schwerer Pulmonalstenose von einer Fallotschen Tetralogie wird unter diesen Umständen im wesentlichen zu einer Frage der Definition. Vom chirurgischen Standpunkt sind ein Defektverschluß und die Beseitigung der Stenose erforderlich, so daß beide Krankheitsbilder gemeinsam betrachtet werden können (Kap. VI).

Korrigierte Transposition und „Double Outlet" des rechten Ventrikels: Die Koexistenz dieser Fehlbildung mit Ventrikelseptumdefekt sei hier nicht im Detail diskutiert. Es ist von größter Wichtigkeit, diese Erkrankungen vor einem Eingriff zu erkennen, und dies kann nur mit Sicherheit durch Herzkatheterisierung und Angiokardiographie erfolgen. Wir sehen dies als zusätzlichen Grund für eine ausgiebige Untersuchung aller Patienten mit Ventrikelseptumdefekt an, bei welchen ein chirurgischer Eingriff in Frage kommt. Die Ventrikulotomie ist bei korrigierter Transposition wegen des hohen Risikos der Erzeugung eines kompletten Herzblockes besonders gefährlich.

Transposition und komplizierte angeborene Anomalien: Der Ventrikelseptumdefekt stellt oft eine eigene Komponente dieser Fehlbildungen dar und das Weiterleben kann von seinem Vorhandensein abhängen. Diese Leiden sollen hier nicht besprochen werden.

Die Anatomie des rechten Ventrikels

Eine klare Vorstellung bestimmter Aspekte der Anatomie dieser Kammer ist für den Chirurgen von größter Bedeutung, da dieser Ventrikel gewöhnlich bei der Versorgung kongenitaler Defekte, wie Ventrikelseptumdefektverschluß und kompletter Korrektur der Fallotschen Tetralogie, eröffnet wird.

Die äußere Fläche des rechten Ventrikels, wie sie sich bei anteriorem Zugang darstellt, besteht aus einer sich nach anterolateral (oder sternocostal) ausbuchtenden Wand. Dieses Gebiet hat etwa die Form eines Dreiecks (Abb. 26), dessen Spitze an der Pulmonalklappe und dessen Basis am Zwerchfell liegen. Die rechte und linke Grenze des Dreiecks werden von der rechten Coronararterie und dem vorderen descendierten Ast der linken Coronararterie gebildet. Vier oder fünf Coronaräste verlassen die rechte Coronararterie in etwa im rechten Winkel, wobei sie die Oberfläche in Richtung auf den vorderen absteigenden Ast der linken Coronararterie überkreuzen.

Die enge apikale Region des Dreiecks führt zur Pulmonalarterie (Abb. 26). Dieses Gebiet entspricht der infundibulären Kammer des rechten Ventrikels. In einigen Fällen von Infundibulumstenose kann diese enge Region im Sinne einer dritten Herzkammer dilatiert sein. Caudal davon erweitert sich die anterolaterale Fläche rasch zu ihrer Basis am Diaphragma. Dieses Gebiet liegt über dem Sinus des rechten Ventrikels.

Im Querschnitt besitzt die Höhle des rechten Ventrikels aufgrund der Ausbuchtung der Septumwand in das Lumen, Halbmondform. Dieser Halbmond wird posteromedial vom Ventrikelseptum und anterolateral von der costosternalen Wand umrahmt. Auf Höhe des Aortenklappenrings ist der rechte Ventrikel durch die Crista supra-ventricularis in zwei Teile geteilt (Abb. 26); die beiden Teile differieren in ihrem Äußeren und ihrer Funktion.

Der Sinus oder Einflußtrakt, caudal der Crista supraventricularis, ist trabekuliert und die Papillarmuskeln entspringen von diesem Wandabschnitt. Bei der Inspektion dieses Gebietes durch eine rechte Ventriculotomie sieht man die Tricuspidalklappenöffnung in Form eines Dreiecks. Die Spitze des Dreiecks wird durch die Verbindung des anterioren und septalen Segels der Klappe gebildet. Oberhalb dieses Apex bildet die Crista mit ihrem parietalen Band auf der rechten und ihrem septalen Band auf der linken Seite einen ähnlichen Winkel. Zwischen den Spitzen dieser beiden Winkel kann man eine kleine Aushöhlung — den membranösen Anteil des Ventrikelseptums — erkennen. Da dies der Ort der meisten ventrikulären Verbindungen ist, sollte der Chirurg die anatomischen Verhältnisse bestens kennen. Ein klarer Aufblick auf die Region wird oft durch den anterioren Papillarmuskel und seine Chordae-Verbindungen sowie den Papillarmuskel des Conus, der unmittelbar unter der septalen Region der Crista entspringt, behindert. Gegen die Spitze der Ventrikelhöhe hin bilden die muskulären Trabekel ein dichtes Netzwerk. Dieser Dschungel von Muskelbändern dehnt sich nach oben und rechts zu, und besonders auf der linken Seite des oben erwähnten Gebietes aus. Diese Bänder liegen daher in den Winkeln, die durch den Übergang des Septums auf die anterolaterale Wand gebildet werden. Sie sind in unmittelbarer Nähe des Ramus descendens der linken Coronararterie gelegen (Abb. 38).

Die Crista supraventricularis ist ein quer über das Septum verlaufendes Muskelbündel, dessen beide Arme sich in rechts bzw. links anteriorer und caudaler Richtung ausdehnen. Das rechte (parietale) Band ist gewöhnlich besser entwickelt als das linke (septale) Band (Abb. 38). Diese Bänder gehen unten in die Trabekel über.

Ein besonders hervorstehender Trabekelmuskel, als Moderatorband bezeichnet, entspringt manchmal der septalen Wand und ist an der Basis des vorderen Papillarmuskels befestigt. Wenn vorhanden, läuft durch dieses Band der rechte Schenkel des Hisschen Bündels (Abb. 38). Das Ventrikelseptum besteht aus Muskeln mit Ausnahme des kleinen oben beschriebenen Areals an der Aortenwurzel, unmittelbar zwischen dem Übergang des linken zum acoronaren Segel der Klappe. Dieser Anteil des Septums ist von der Höhle des linken Ventrikels aus besser zu sehen, da die Befestigungsstellen des septalen Segels der Tricuspidalklappe und die Papillarmuskeln den Blick versperren. Da die Tricuspidalklappe an einem niedrigeren Punkt ansetzt als die Mitralklappe (Abb. 27), teilt der über der Tricuspidalklappe liegende Anteil des membranösen Septums den rechten Vorhof vom linken Ventrikel. Ein Defekt in diesem Bereich würde daher einen Shunt vom linken Ventrikel zum rechten Vorhof beinhalten, wogegen ein Defekt im unteren

Anteil des muskulären Septums eine ventrikuläre Kommunikation bedeutet.

Das Infundibulum oder der Ausflußtrakt des rechten Ventrikels liegt zwischen dem Pulmonalklappenring und der Crista supraventricularis. Dieses Gebiet besitzt praktisch keine Trabekel und steht nach rechts und hinten in Beziehung zum Sinus Valsalvae des linken Aortensegels.

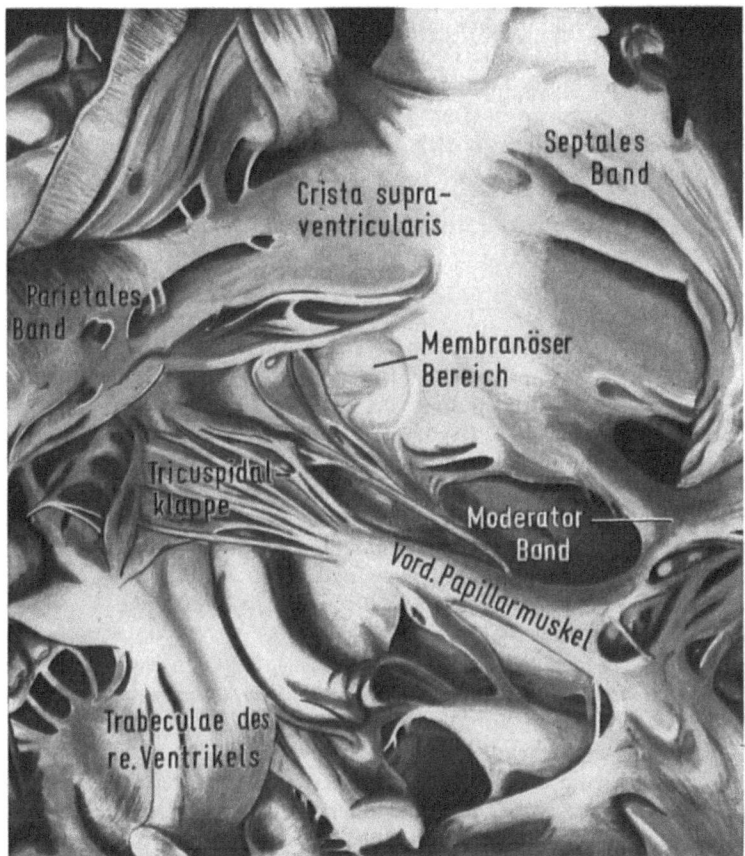

Abb. 38. Eine detaillierte Illustration zeigt die Muskelbänder im Inneren des rechten Ventrikels

Das Reizleitungssystem (Abb. 27)

Vom Standpunkt des Chirurgen ist die Beziehung des Ventrikelseptumdefektes zum Reizleitungssystem von überaus großer Bedeutung. Der Atrioventrikularknoten liegt im Vorhofseptum, unmittelbar oberhalb der Basis des septalen Segels der Tricuspidalklappe und vor dem Ostium des Coronarsinus. Von diesem Knoten aus verläuft das Hissche Bündel nach abwärts, wobei der Hauptstamm unmittelbar links des posterioren Randes des üblichen infracristalen Defekttypus liegt (Abb. 31). Der rechte Schenkel verläuft über eine kurze Strecke nach vorne unmittelbar am unteren Rand des Defektes in Richtung auf den Papillarmuskel des Conus. Der rechte Schenkel ist ziemlich lang und besitzt nur wenig Äste. Er ist verhältnismäßig mehr gefährdet als der linke, der sich unmittelbar nach seinem Ursprung aufzweigt, wobei die Fasern durch die volle Dicke des Unterrandes des Defektes verlaufen und sich im Subendokard der linken Kammer verteilen.

Die Chirurgie des Ventrikelseptumdefektes

Es besteht kein Zweifel daran, daß man einen Ventrikelseptumdefekt nur bei totaler Kreislaufumgehung des rechten Herzens — am besten jedoch bei totaler extracorporaler Zirkulation verschließen sollte.

Zugang

Wenn auch eine bilaterale vordere Thorakotomie mit Querdurchtrennung des Sternums bei der intrakardialen Korrektur ventrikulärer Septumdefekte im Frühstadium der offenen Herzchirurgie weite Anwendung gefunden hat, ist dieser Zugang durch die gebräuchlichere mediane Sternotomie weitgehend verdrängt worden. Die Darstellung von vorne, durch eine mediane Sternotomie, ermöglicht einen hervorragenden Überblick über dier sternocostale Oberfläche des rechten Ventrikels, den Pulmonalishauptstamm und seine Bifurkation, den rechten Vorhof und die Aortenwurzel. Ein offener Ductus arteriosus kann ebenfalls ausreichend dargestellt und eine anomale linksseitige Vena cava superior leicht erkannt werden.

Der Herzbeutel wird in vertikaler Richtung von der Zwerchfellmitte (wo man manchmal einen Hilfsschnitt anlegt) bis zu einem Punkt zwischen den Wurzeln der Aorta und der Lungenschlagader eröffnet. Um ausreichende Übersicht zu gewinnen, muß man gelegentlich den Thymus vom Perikard abpräparieren. Das Herz wird nun von außen untersucht, wobei man besonders auf das Vorliegen einer anomalen linken Vena cava superior achtet. Das Ductusgebiet wird sodann auf extrapleuralem, aber intraperikardialem Wege freigelegt [72, 73]. Findet sich ein offener Ductus arteriosus, so umschlingt man ihn mit einer Seidenligatur und unterbindet ihn unmittelbar nach Beginn der extracorporalen Zirkulation.

In der Regel erfordert die Chirurgie innerhalb des rechten Ventrikels eine Ableitung des venösen Blutes vor seinem Eintritt in den rechten Vorhof. Sowohl die obere wie die untere Hohlvene werden daher mit Leinenbändchen umgeben. Während des Verschlusses des

Ventrikelseptumdefektes kann es notwendig werden, das Herz vollständig zu erschlaffen, was sich nur durch Unterbrechung der Coronarzirkulation erreichen läßt. Die Aorta muß daher während des Eingriffes abgeklemmt sein. Diese Maßnahme wird durch Umschlingung der Aortenwurzel mit einem Leinenbändchen erleichtert, an dem man zwecks Legung der Klemme ziehen kann.

Technik der extracorporalen Zirkulation

Der venöse Abfluß wird mit zwei Hohlvenenkathetern bewerkstelligt, die, wenn immer möglich, durch das rechte Herzohr eingeführt werden (S. 71). Bei sehr kranken Patienten wird der Bypass bereits nach Legung des ersten Katheters begonnen, so daß die Zirkulation während der Einführung des zweiten Katheters bereits unterstützt ist. Oxygeniertes Blut wird dem Patienten durch eine Kanüle in der Arteria femoralis communis, der Aortenwurzel oder der Arteria iliaca externa wieder zugeführt. Ein Entlüftungskatheter für die linke Kammer wird routinemäßig entweder durch die Spitze des linken Ventrikels oder durch das linke Herzohr bzw. das Vorhofseptum eingeführt. Man benützt ein hohes Durchströmungsvolumen (2,2 bis 2,4 l/m^2 Körperoberfläche/min) zusammen mit Hämodilution und mäßiger Hypothermie (wobei die Temperatursenkung Ventrikelflimmern erzeugt).

Versorgung des Defektes

Die chirurgische Korrektur eines Ventrikelseptumdefektes bezweckt den vollständigen und permanenten Verschluß der ventrikulären Verbindung unter möglichst geringer Beeinträchtigung der Funktion des rechten Ventrikels während des Eingriffs. Die Hauptursachen einer postoperativen Funktionsschädigung der rechten Kammer sind die folgenden:
1. Übermäßige mechanische Beeinträchtigung des Myokards,
2. die rechtsseitige Ventrikulotomie,
3. übermäßiges Zerren am Herzen,
4. Myokardischämie,
5. Überdehnung des versagenden Herzens,
6. Herzblock.

1. Übermäßige mechanische Beeinträchtigung des Myokards

Wenn ausgedehnte Perikardverwachsungen vorhanden sind, sollte dann das ganze Herz freipräpariert werden? McGoon u. Mitarb. [74] sind der Meinung, daß das Risiko einer Luftembolie bei offenen Herzeingriffen höher liegt, wenn das Herz mit dem Perikard verwachsen ist. Bevor man einen Entlüftungskatheter durch die Spitze der linken

Herzkammer einführen kann, muß das Herz aus dem Perikardsack herausgehoben werden, was eine vollständige Ablösung aller perikardialen Verwachsungen erfordert. Es kann kein Zweifel bestehen, daß die Durchtrennung und Freipräparierung dieser Verwachsungen mit erheblichem Zug und Druck am Myokard verbunden ist und häufig diffus blutende Oberflächen hinterläßt.

Übermäßige mechanische Beeinflussung stört die Myokardaktion in der postoperativen Periode. Es hat sich daher bei uns eingebürgert, nur den für das operative Vorgehen benötigten Myokardbereich freizulegen, d. h. bei der Versorgung eines Ventrikelseptumdefektes — das Pulmonalklappengebiet, die Arteria pulmonalis, die Aortenwurzel, den rechten Vorhof, die beiden Hohlvenenwurzeln und die sternocostale Oberfläche des rechten Ventrikels. In solchen Fällen führt man den Entlüftungskatheter der linken Kammer durch das Vorhofseptum ein, nachdem die extracorporale Zirkulation begonnen hat.

2. Rechtsseitige Ventrikulotomie

MOULDER u. Mitarb. [75] berichten über eine gegenüber Atriotomie oder Aortotomie höhere Komplikationsfrequenz nach Ventrikulotomie. COOLEY [76] bemerkte, daß eine Atriotomie vom Patienten besser vertragen wird als eine Ventrikulotomie, und empfahl daher dieses Vorgehen für die Korrektur jener Ventrikelseptumdefekte, welche sich durch die Tricuspidalklappe tasten lassen.

LILLEHEI u. Mitarb. [77] und KAY u. Mitarb. [78] benützen den transatrialen Zugang bei Patienten mit pulmonalem Hochdruck. Dieses Vorgehen sollte stets verwandt werden, wenn eine korrigierte Transposition der großen Gefäße vorliegt. HUFNAGEL [79] zieht den transaortalen Zugang zu membranösen Septumdefekten bei Patienten mit schwerer pulmonaler Widerstandssteigerung vor.

STARR u. Mitarb. [80] und KAGAN [81] sind andererseits der Meinung, daß eine ausgedehnte Schädigung des rechtsventrikulären Myokards die Funktion der rechten Kammer nur wenig beeinträchtigt. MARCH u. Mitarb. [82] untersuchten die Unterschiede in der Funktion des rechten Ventrikels nach vertikaler und horizontaler Ventriculotomie und kamen zu dem Schluß, daß eine Querincision physiologischer, und daher der Zugang der Wahl für den Verschluß von Ventrikelseptumdefekten sein müsse.

Die wichtigsten Gesichtspunkte, derer man bei der Ventriculotomie eingedenk sein muß, sind a) daß die Incision so klein als möglich zu halten ist, ohne dabei den Zugang zu behindern; b) daß eine Durchtrennung größerer, die Oberfläche des rechten Ventrikels kreuzender Coronargefäße soweit irgend möglich zu vermeiden ist, und c) daß die Incision entweder im oder in unmittelbarer Nähe der Ausflußbahn des rechten Ventrikels gelegt werden muß, um eine Durchtrennung der Muskelfasern des Pumpanteils (des Sinus) des rechten Ventrikels auszuschließen. In der Regel lassen sich diese Ziele durch quere Ventriculotomie auf Höhe oder unmittelbar unterhalb der Crista erreichen.

Der transatriale Zugang hat den Vorteil, daß die Muskelfasern der Kammer nicht durchtrennt werden. Die Schwierigkeit besteht jedoch darin, daß der Defekt, der unter den Klappensegeln der Tricuspidalis verborgen ist, nicht gut dargestellt werden kann, so daß eine Ablösung oder eine Spaltung dieser Segel notwendig wird. Außerdem muß am rechten Ventrikel erheblich gezogen werden.

Der membranöse Bereich des Septums läßt sich durch die Aortenwurzel gut darstellen, da er unmittelbar unterhalb des Übergangs des rechten zum acoronaren Segel der Aortenklappe liegt. Der transaortale Zugang kann zum Verschluß von in dieser Gegend liegenden Ventrikelseptumdefekten benutzt werden, er erfordert jedoch die Retraktion der Aortenklappensegel und eine kontinuierliche Coronararteriendurchströmung, die wiederum Myokardschäden verursachen kann.

Unter Berücksichtigung der Vor- und Nachteile dieser verschiedenen Verfahren ist man im allgemeinen zu dem Schluß gekommen, daß eine gut angelegte rechtsseitige Ventriculotomie im ganzen den besten Zugang für den chirurgischen Verschluß von Ventrikelseptumdefekten bietet [82—84, 111].

3. Übermäßiger Zug am Herzen

Übermäßiger Zug an den Schnitträndern der Incision oder am Defektrand kann zur Zerreißung von Muskelfasern und zu Myokardhämatomen führen. Es kann dabei zu einer vorübergehenden Lähmung der Muskelfasern mit rechtsventrikulärer Dysfunktion, aber auch zu temporärem oder komplettem Herzblock, kommen.

4. Myokardischämie

Es kann kein Zweifel bestehen, daß ein nichtschlagendes, entspanntes Herz die Darstellung des Defektes erleichtert und den Chirurgen in die Lage versetzt, seine Nähte so genau zu legen, daß lebenswichtige Gebilde im Bereich des Randes des Ventrikelseptumdefektes vermieden werden.

Nach Beginn der extracorporalen Zirkulation kann der Herzschlag gestoppt werden. Dies geschieht entweder durch a) die Injektion kardioplegischer Mittel, wie Kalium oder Acetylcholin zusammen mit Aortenabklemmung, so daß diese Mittel nicht durch den Coronarblutstrom ausgewaschen werden, b) anoxische Stillegung, c) elektrische Fibrillierung des Herzens, welche ohne Anoxieentstehung aufrechterhalten werden kann, und d) hypothermische Fibrillierung des Herzens, die ebenfalls ohne Unterbrechung der Myokarddurchblutung unterhalten wird [85, 86].

Ohne Anoxie ist das nichtschlagende Herz nicht so erschlafft, als bei Unterbrechung der Blutversorgung über die Coronargefäße und der myokardiale Muskelschwamm ist leer. Unterbricht man andererseits die Coronardurchströmung nicht, so muß sich der Chirurg mit dem zusätzlichen Problem der Abschöpfung des Coronarsinusrückflusses beschäftigen. Schließlich bedeutet eine Myokardanoxie, selbst für kurze Zeiträume, ein bestimmtes Schädigungsmoment. Der Chirurg hat daher in jedem Fall zwischen dem kleineren der beiden Übel zu entscheiden: größere Schwierigkeiten in der Darstellung bei aufrechterhaltenem coronarem Blutfluß oder anoxische Schädigung als Folge der Aortenabklemmung.

Die Hypothermie schützt das Herz bis zu einem gewissen Grade vor anoxischer Schädigung [85]. Viele Chirurgen ziehen es daher vor, einen gewissen Grad der Hypothermie während der Versorgung des Ventrikelseptumdefektes aufrechtzuerhalten. Wir sind dazu übergegangen, soweit zu kühlen, daß das Herz fibrilliert, wobei wir die Aorta bei sehr schwer darstellbarem Defekt, oder bei Auftreten einer Aorteninsuffizienz durch Zug am Defektrand, abklemmen. Selbst in solchen Fällen hält man die Abklemmungsperioden der Aorta so kurz wie irgend möglich und überschreitet niemals 15 min.

Ein weiterer wichtiger Faktor bei Myokardischämie und -schädigung, der oft übersehen wird, ist die coronare Luftembolie. Diese kann auftreten, wenn die Aorta für einige Zeit abgeklemmt und alles Blut aus der Aortenwurzel abgelaufen ist; beim plötzlichen Lösen der Klemme verschließt sich die Aortenklappe, bevor die ganze Luft entwichen ist, und ein Teil dieser Luft wird in die Coronararterien gepreßt [87]. Dies kann zu einer Myokardschädigung und zu einer postoperativen Beeinträchtigung der Funktion des rechten Ventrikels führen. Eine Luftembolie auf diesem Wege läßt sich leicht dadurch vermeiden, daß man die Aortenklappe nach Abnahme der Aortenklemme für einen kurzen Zeitraum insuffizient macht.

5. Überdehnung des Herzens

Dehnung des versagenden oder erschlafften Myokards ist schädlich. Es ist daher nötig, das linke Herz über einen Drainagekatheter zu dekomprimieren, und zwar bevor es zu hypothermischem oder anoxischem Versagen kommt. Die Dekompression muß solange aufrechterhalten werden, bis ein effektiver Herzschlag wieder entstanden ist.

6. Herzblock

Wird ein chirurgischer Herzblock erzeugt, so kommt es häufig, selbst beim Einsatz eines Schrittmachers, zum Absinken des Herzzeitvolumens. Dieses Problem und seine Vermeidung sollen weiter unten diskutiert werden.

Ob ein Ventrikelseptumdefekt durch direkte Naht, mit Kunststoff zur Unterfütterung der Fäden oder mittels eines Prothesenfleckens verschlossen werden soll, hängt von der Größe der Öffnung und den

Verhältnissen an den Defekträndern ab. Einige allgemeine Prinzipien sind hinsichtlich der Methode des Defektverschlusses zu berücksichtigen, und zwar

a) die Verbindung zwischen den beiden Ventrikeln beruht auf einer fehlerhaften Entwicklung des Gewebes und stellt nicht nur die Trennung zweier Ränder dar. Daraus folgt, daß ein Defektverschluß ohne Benützung von Füllmaterial notwendigerweise zu Spannungsentwicklung an der Nahtlinie führt;

b) gesunder Herzmuskel ist weich, leicht zerreißlich und hält Nähte nicht gut, besonders wenn die epikardiale Oberfläche durch Muskelresektion oder -trauma beschädigt ist;

c) das schlagende Herz verändert seine Größe in Systole und Diastole — die Verschlußlinie jeglichen Defektes muß daher so verlaufen, daß eine möglichst geringe Verzerrung während der Herzaktion auftritt.

Die beiden Hauptfaktoren, welche dem Chirurgen die Methode des Verschlusses anzeigen, sind die Größe des Defektes und die Frage, ob ein fester fibröser Rand oder eine weiche muskuläre Kante vorliegen. Ein kleiner Defekt mit festen fibrösen Rändern kann daher leicht durch direkte Naht verschlossen werden, wogegen der Versuch unzweckmäßig wäre, einen Defekt mit einem Durchmesser von mehr als 1 cm und mit muskulärem Rand in dieser Weise zu behandeln. Im Zweifelsfall ist es viel besser, einen Prothesenflecken einzusetzen.

Direkter Nahtverschluß

Sobald man sich dazu entschlossen hat, einen Ventrikelseptumdefekt allein durch Nähte zu verschließen, wählt man den richtigen Verlauf der Naht aus. So sollte z. B. die Nahtlinie beim infraaortalen Defekttyp parallel zum Aortenring verlaufen.

Seideneinzelnähte, oder besser Matratzennähte der Stärke 4-0 werden in einem Abstand von 3 mm voneinander gelegt. Die Nähte dürfen dabei so wenig Gewebstrauma als irgend möglich erzeugen, wobei die Nadel ein gutes Stück des Randes, nach Möglichkeit fibröses Gewebe, erfaßt. Kommt es zu einer Verletzung des Endokards, so unterfüttert man die Nähte mit kleinen Stücken Kunststoffmaterial. Erst nach Legung aller Nähte werden diese geknüpft, was sich am besten am stillen, erschlafften Herzen erreichen läßt. Bei der Knüpfung der Nähte wendet man genügend Spannung an, um die Ränder zusammenzubringen. Sie werden jedoch nicht so fest ligiert, daß der Herzmuskel einreißt.

Nach dem Verschluß wird der Defekt mit dem Auge und einer Sonde sorgfältig untersucht. Zusätzliche Nähte können nach Bedarf gelegt werden.

Verschluß mit Prothesenflecken

Wie beim Verschluß von Vorhofseptumdefekten sind auch bei der Korrektur der Ventrikelseptumdefekte unterschiedliche Materialien mit Erfolg verwandt worden. Kunststoffe mit Schwammeigenschaften besitzen den wichtigen Vorzug gegenüber festeren Materialien, daß man die Nähte unter geringerer Gefahr eines Herzmuskeleinrisses knüpfen kann, wobei der Schwamm einen Kisseneffekt ausübt. Wir haben seit Beginn der offenen Herzchirurgie an unserer Klinik komprimierten Polyvinylschwamm verwandt und bisher keine Schwierigkeiten damit gehabt.

Verschiedene Methoden des Prothesenverschlusses sind beschrieben worden. Eine der brauchbarsten Techniken besteht darin, alle Nähte in den Defektrand zu legen und erst dann den Prothesenflecken in seine Lage zu bringen (Abb. 39 u. 40). Auf diese Weise hat der Chirurg einen guten Überblick, während er die Nähte in den Rand der Öffnung plaziert. Befestigt man den Prothesenflecken, nachdem die ersten ein oder zwei Nähte ins Septum gelegt sind, so verliert man die Übersicht über das Gebiet, der Prothesenfleck muß zur Seite gezogen werden, und unnötige Spannung an der Nahtlinie ist die Folge.

Daher empfiehlt sich die folgende Technik: Doppelnadelmatratzennähte der Größe 4-0 werden in den Rand des Defektes gelegt, in einem Abstand von etwa 3 mm voneinander. Diese werden markiert und in entsprechender Ordnung aufgereiht. Nach Legung aller Nähte wird ein Prothesenflecken von der Größe und Form des Defektes zurechtgeschneidert. Die Nadeln werden in derselben Reihenfolge durch den Rand des Prothesenflecken gestochen, wie sie durch den Rand des Defektes geführt wurden. Der Prothesenflecken wird, nachdem alle Nähte gelegt sind, sorgfältig zum Defekt hinabgeschoben, wobei die Fäden nacheinander angespannt werden. Sitzt die Prothese fest, werden die Nähte ligiert, wobei man die vorgenannten Vorsichtsmaßregeln anwendet.

Variationen der Korrekturtechnik (in Abhängigkeit von der Lage des Defektes)

1. Membranöser Defekt

Wie zuvor in diesem Kapitel beschrieben, besitzt dieser Defekt charakteristische Grenzen und sein postero-inferiorer Rand steht oft in engem Zusammenhang mit dem Reizleitungssystem der Ventrikel (Abb. 31). Diesen Sachverhalt muß man beim Legen der Nähte am Rand eines Defektes dieser Art erinnern, ob der Verschluß mit oder ohne Prothesenflecken erfolgt.

Die größeren membranösen Defekte haben gewöhnlich ovale Form, wobei die längere Achse vom Punkt des Zusammenlaufens der Crista supraventricularis mit dem muskulären Septum bis zur Mitte der durch den Tricuspidalanulus gebildeten Grenze verläuft. Wie bereits beschrieben, läuft diese Achse parallel dem Aortenklappenring. Ein membranöser Defekt wird dadurch gut dargestellt, daß man einen kleinen Retraktor unter seinen Rand einschiebt, und zwar an der Stelle,

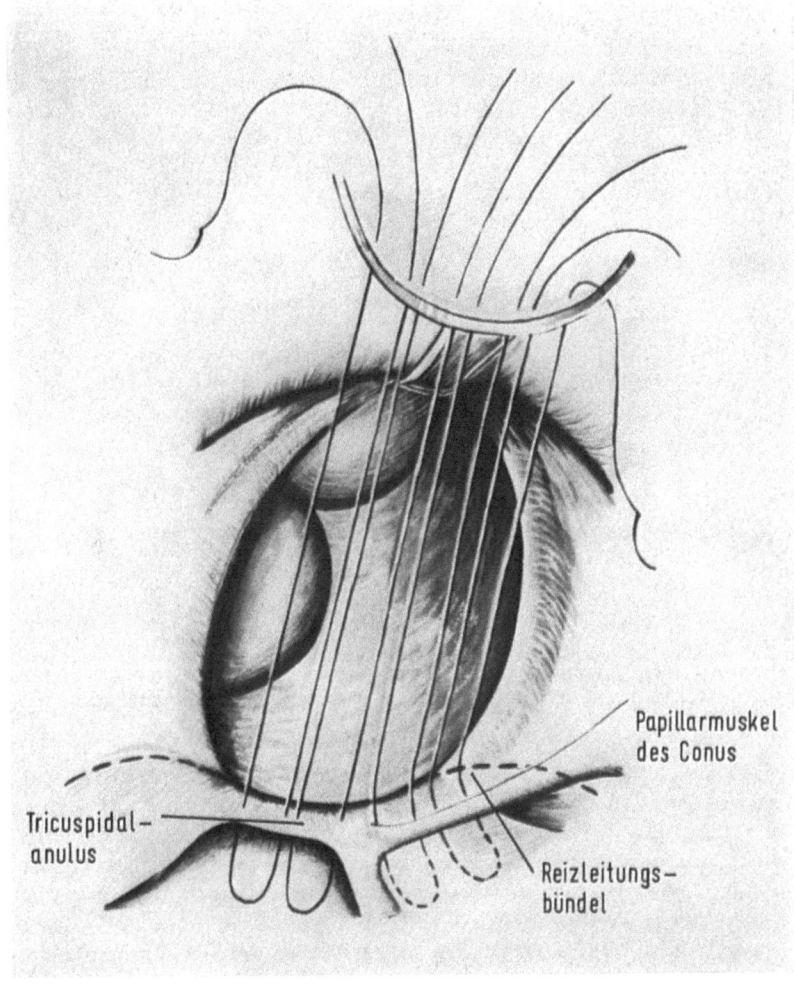

Abb. 39. Legung der Nähte entlang dem Unterrand eines Ventrikelseptumdefektes. Die Miteinbeziehung des Tricuspidalanulus und das vorsichtige Vorgehen zur Vermeidung des zwischen Tricuspidalanulus und Papillarmuskel des Conus verlaufenden Bündels sind gezeigt. Zu bemerken wäre, daß der Prothesenflecken weitab vom Defekt liegt, während die Nähte gelegt werden

wo die Crista mit dem muskulären Septum zusammentrifft. Man zieht dann nach cranial und etwas nach links (Abb. 31). Dies stellt die ovale Form des Defektes und die günstigste Verschlußrichtung dar und bringt den Unterrand ins Gesichtsfeld.

Man beginnt mit der Naht entlang dem unteren Rand. Das septale Segel der Tricuspidalklappe wird mit einer stumpfen Klemme leicht angehoben, so daß man den Übergang des Segels in dem Anulus sieht. Die Nähte legt man in diesem Bereich durch die Basis des Segels. Als nächstes wendet man sich dem Septumabschnitt zwischen

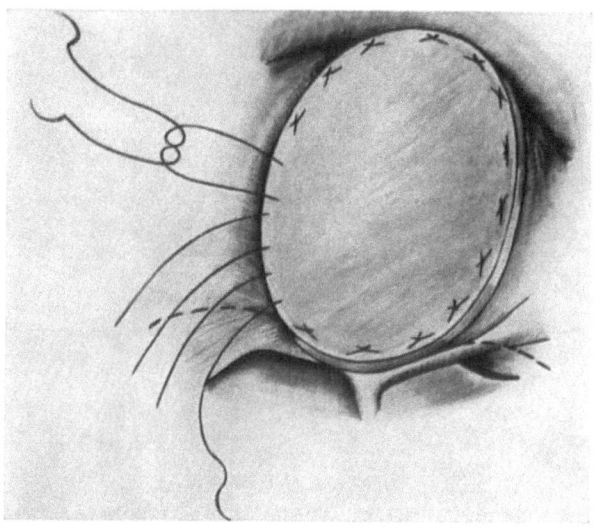

Abb. 40. Alle Verschlußnähte des Ventrikelseptumdefektes sind gelegt; der Prothesenflecken wurde zum Defekt hin geschoben und die Nähte geknüpft

Tricuspidalanulus und Papillarmuskel des Conus zu. Diese Region ist die Achillessehne jedes membranösen Defektes; es ist das Gebiet, wo die größte Gefahr einer Beschädigung des Reizleitungssystems besteht und wo es oft schwierig ist, genügend Gewebe für das feste Fassen der Nähte zu gewinnen. Die von KIRKLIN u. Mitarb. [60] zum Legen der Nähte in diesem Gebiet angegebene Methode hat hervorragende Resultate gezeigt. Die Stiche werden weitab vom Rand und nur durch die Hälfte der vollen Dicke des Septums geführt. Auf diese Weise läßt sich ein Herzblock fast immer vermeiden und gleichzeitig wird ein sicherer Verschluß erreicht (Abb. 40).

Im Abschnitt oberhalb des Papillarmuskels des Conus wie auch in der Crista kann die Nadel größere Gewebsstücke fassen, da hier keine Gefahr einer Verletzung des Reizleitungssystems mehr besteht.

Der Aortenklappenring bildet den Oberrand dieser Defekte zwischen Crista und Tricuspidalklappenring. Diese Tatsache macht man sich zunutze, um gutes, festes Material für die Nähte zu gewinnen. Die Stiche werden in diesem Bereich durch den Aortenanulus geführt, wobei man sich die Ränder der Aortensegel darstellt, um sie nicht in die Nähte miteinzubeziehen.

2. Defekt im Bereich der Crista supraventricularis

Da Defekte dieser Region in enger Beziehung zur Aorten- und Pulmonalklappe stehen, werden sie am besten mit einem Prothesenflecken versorgt. Hierdurch verringert man die Gefahren einer Verzerrung und einer Fehlfunktion dieser Klappen.

Die Ringe der Aorten- und Pulmonalklappen bieten festes Gewebe für die Verschlußnähte des oberen und rechten Randes. Im unteren und linken Bereich kann man die Muskulatur breit fassen, da die Gefahr der Herzblockerzeugung bei einem so hoch gelegenen Ventrikelseptumdefekt gering ist.

3. Muskuläre Defekte

Das chirurgische Vorgehen wird erheblich erleichtert, wenn die genaue Lokalisation des Defektes (oder der Defekte) vor Eröffnung des rechten Ventrikels bekannt ist. Die Ventriculotomie kann daher mehr zur Spitze des Herzens zu erfolgen, was eine bessere Darstellung des unteren Bereichs des Septums ermöglicht. Defekte des muskulären Septums sind häufig multipel, worauf die Region sorgfältig zu untersuchen ist. Manchmal trifft man einen Defekt vom „Schweizer Käse"-Typ an, der sich wegen seiner Trabekulierung nur unter größten Schwierigkeiten vollständig verschließen läßt. Ein über den gesamten Bereich genähter Prothesenflecken führt zu den günstigsten Resultaten.

Einzelne große Defekte im muskulären Septum besitzen einen allseitig muskulösen Rand. Wiederum ist hier ein Defektverschluß mit Prothesenflecken am wirkungsvollsten.

Die Gefahr eines Herzblockes bietet bei solchen Defekten kein wesentliches Problem, da der Oberrand gewöhnlich unterhalb der gefährdeten Zone liegt.

Versorgung von Ventrikelseptumdefekten im Zusammenhang mit Aorteninsuffizienz

Der chirurgische Zugang zu Ventrikelseptumdefekten in Zusammenhang mit Aorteninsuffizienz bei Prolaps eines Aortensegels bedarf einer eingehenden Erörterung. Das rechte Segel der Aortenklappe prolabiert am häufigsten [88, 89], jedoch kann es auch zu einem Prolaps des acoronaren oder beider Segel kommen. Da das Aortenleck Folge eines Segelprolapses ist, erscheint es logisch, die Korrektur durch Resuspension des Segels erreichen zu wollen. Dies hat man durch Nähte an den Commissuren zu erzielen versucht [89], ebenso durch Schienung des prolabierten Segels [90, 91] und durch Verkürzung seines Randes mit Raffnähten [92, 93]. Die unmittelbaren Ergebnisse dieser Operation sind unterschiedlich und die Langzeitresultate waren schlecht.

Die Behandlung solcher Patienten stellt daher ein erhebliches Problem dar.

Bei der Entwicklung der Aortenklappenprothesen hat sich gezeigt, daß die einzig sichere Korrekturmethode von Aortenklappenerkrankungen im Ersatz der deformierten Klappe besteht. Man zögert jedoch, solch einen Behandlungsweg bei kleinen Kindern einzuschlagen, und es dürfte in solchen Fällen das beste sein, die chirurgische Korrektur so lange wie möglich hinauszuschieben.

Bei nur geringer Aorteninsuffizienz läßt sich der Ventrikelseptumdefekt ohne übermäßiges Risiko verschließen und es ist sogar möglich, die Aorteninsuffizienz gleichzeitig zu reduzieren oder überhaupt zu beseitigen. Dies erreicht man durch Mobilisierung desjenigen Abschnittes des Aortenklappenrings, der den Defektrand bildet, indem man ihn von der anterolateralen Wand des rechten Ventrikels abtrennt. Der auf diese Weise freigelegte Ring fällt sodann in Richtung auf den linken Ventrikel zurück, womit ein besserer Verschluß der Aortenklappensegel gewährleistet ist.

Die Verschlußlinie des Ventrikelseptumdefekts muß mit Sorgfalt festgelegt werden, um die Aorteninsuffizienz weiter zu verringern. Dies geschieht am besten dadurch, daß man die Ränder des Defektes in verschiedenen Richtungen zusammenzieht, wobei man sich darüber klar wird, welche Richtung den geringsten Rückfluß erlaubt. Manchmal unterstützt ein eingefügter Prothesenflecken das prolabierte Segel.

Verschluß der Ventriculotomie

Die Ventriculotomie verschließt man am besten mit einer fortlaufenden, überwendlichen 3-0 Seidennaht nach Wiederbeginn des Herzschlages. Alle durchtrennten Coronaräste werden einzeln ligiert, da es gefährlich wäre, sich darauf zu verlassen, daß die Ventriculotomienähte eine Blutung aus diesen Gefäßen verhindern können. Trifft man diese Vorsichtsmaßregel nicht, so kommt es, oft Stunden nachdem der Patient auf die Station verbracht worden ist, zu einer Blutung, obgleich das Operationsfeld während des Thoraxverschlusses vollständig bluttrocken erschien.

Dieselben Vorsichtsmaßregeln, wie sie in Einzelheiten für den Verschluß des Ventrikelseptumdefektes geschildert wurden, sind erforderlich, um ein Ausreißen der Nähte zu vermeiden. Die bei der Auswahl der Incisionsrichtung so sorgfältig vermiedenen Coronargefäße dürfen jetzt nicht durch die Nahtlinie erfaßt werden.

Ende der extracorporalen Zirkulation

Unmittelbar nach Öffnung der Hohlvenenbändchen beginnt man mit einer langsam tropfenden Infusion von Isoprenalinsulfat (1/500 000), um den zum Abschluß der extracorporalen Zirkulation erforderlichen kräftigen Herzschlag zu gewährleisten. Der Entlüftungskatheter im linken Ventrikel wird entfernt, nachdem alle Luft aus der linken Herzseite entwichen ist. Die Hohlvenenkatheter zieht man in die Höhle des rechten Vorhofs zurück, um freien venösen Rückfluß zu ermöglichen, und der Patient wird solange transfundiert, bis der venöse Druck etwa 10 mm Hg erreicht hat. Von Wichtigkeit ist es, den Herzschlag in diesem Stadium zu verfolgen, so daß man einer ausreichenden Herzfüllung mit einer kräftigen, entleerenden Kammerkontraktion sicher sein kann. Ein überdehntes Herz wird nach Beendigung der extracorporalen Zirkulation seine Aufgabe nicht richtig übernehmen.

Nachdem sich der Chirurg eines ausreichenden Herzschlages vergewissert hat, kann die extracorporale Zirkulation abgebrochen werden.

Abschluß der Operation

Der Perikardschnitt wird nach Einlegen eines Drainagekatheters in den Herzbeutel mit fortlaufender Catgutnaht verschlossen. Auf diese Weise vermeidet man eine Blutung aus dem Perikardschnittrand und erreicht eine Unterstützung des Myokardschnittes.

Postoperative Behandlung

Die postoperative Behandlung bezweckt die Aufrechterhaltung eines ausreichenden Herzzeitvolumens und die Vermeidung jeglicher Komplikationen, die den geschädigten rechten Ventrikel weiter belasten können. Sofern das Myokard während des Eingriffes vor Schaden bewahrt wurde, läßt sich ein ausreichendes Herzzeitvolumen selbst in Anwesenheit eines hohen Gefäßwiderstandes mühelos aufrechterhalten.

Eine Azidose korrigiert man mit einer entsprechenden Dosis Natriumbicarbonat. Das Blutvolumen des Patienten wird unter sorgfältiger Beobachtung des venösen Druckes aufrechterhalten, und wirkungsvolle Myokardkontraktion läßt sich während der ersten 12 bis 24 postoperativen Std durch Isoprenalinsulfat-Infusion sichern. Selbst wenn ein ausreichender Blutdruck und ein entsprechender Kreislauf vorliegen, fährt man mit der Infusion fort. Der Kranke wird langsam von der Therapie abgesetzt, wenn der Kreislauf für einige Stunden zufriedenstellend war. Es ist besser einem Herzversagen prophylaktisch zu begegnen, als ein bereits versagendes Herz zu behandeln. Nur bei Patienten mit präoperativem Herzversagen wird Digitalis verwandt. Um Sekretionen zu beseitigen, genügen gewöhnlich eine entsprechende

Physiotherapie und Trachealabsaugung. Eine assistierte Ventilation wird selten notwendig sein.

Einengung der Pulmonalarterie durch „Bändelung"

Kleinkinder mit unkompliziertem Ventrikelseptumdefekt können fast immer bis zu einem Lebensalter von 6 Monaten internistisch behandelt werden, so daß ein vollständiger Verschluß unter extracorporaler Zirkulation ohne übermäßiges Risiko durchgeführt werden kann. Nur selten mißlingt es, das Herzversagen internistisch zu behandeln, so daß eine Einengung der Pulmonalarterie notwendig wird.

Die Pulmonalarterie läßt sich am besten durch eine mediane Sternotomie darstellen, wobei man die Pleurahöhlen nicht eröffnet, um die bereits überlasteten Lungen zu schonen. Die Gegend des Ductus wird intrapericardial freipräpariert und ein offener Ductus ligiert. Ein Stück Teflon- oder Leinenbändchen von 1 cm Breite wird um den Pulmonalhauptstamm gelegt. Man mißt dabei die Drücke im rechten Ventrikel und der Pulmonalarterie distal des Bändchens. Das Bändchen wird mit Hilfe einer Klemme langsam um das Gefäß angezogen. Ist der Druck in der Pulmonalarterie um etwa 50% des Ausgangswertes abgesunken, so wird die Klemme in dieser Position verschlossen und die Drücke während weiterer 5 min verfolgt [94]. Wenn der Druck bei diesem Grad der Einengung konstant bleibt, näht man die Enden des Bändchens unter dem Hämostat zusammen, so daß dieser dann abgenommen werden kann. Sodann werden die Blutdrücke erneut registriert, um sicher zu sein, daß die Konstriktion weder zu- noch abgenommen hat. Das überschüssige Bändchen wird abgeschnitten und das Perikard verschlossen.

Operationsergebnisse bei Ventrikelseptumdefekt

Bei der Mehrzahl der Kranken ergab sich die Indikation zum Eingriff aus einem großen Links-rechts-Shunt mit entsprechenden Symptomen. Die meisten Patienten hatten Defekte vom Typ II oder III A und nur wenige Defekte vom Typ I C, bei welchem allerdings der Links-rechts-Shunt von besonderer Größe war. Das optimale Alter lag zwischen 5 und 10 Jahren. Kein Patient mit einem ausgeglichenen, bidirektionalem oder einem vorwiegenden Rechts-links-Shunt wurden uns zur Operation überstellt.

Bei 74 Patienten traten sechs Todesfälle auf. Nur bei 2 Kranken entstand ein kompletter Herzblock, wovon einer — ein Patient mit korrigierter Transposition — an einem Stokes-Adams-Anfall verstarb. $1/3$ dieser Kranken besaßen bei der Katheterisation einen nennenswerten Gradienten im Ausflußtrakt des rechten Ventrikels, aber nur bei der Hälfte war eine infundibuläre Resektion notwendig geworden.

Etwa ²/₃ der Kranken wurden mittels Herzkatheter nachuntersucht. Der Defekt war bei 75% verschlossen. Wenn ein Shunt persistierte, so war er bei fast allen Kranken unbedeutend. Bei Kranken mit hohem Pulmonalwiderstand vor der Operation blieb jedoch eine mäßige pulmonale Hypertension bestehen. Angiogramme der Lunge wiesen auf das Fortbestehen abnormer Pulmonalarterien hin. Die Langzeitresultate bleiben einer späteren Beurteilung offen, aber das unmittelbare Operationsergebnis war, bei vollständiger Wiederherstellung normaler körperlicher Leistungsfähigkeit, äußerst zufriedenstellend.

Eine Einengung der Pulmonalarterie durch Bändelung war nur bei 2 Patienten mit unkomplizierten Defekten, und zwar bei sehr kleinen Kindern erforderlich. Die meisten dieser Kleinkinder können durch konservative Maßnahmen bis mindestens zum 3. Lebensjahr behandelt werden, wonach sich ein chirurgischer Eingriff unter geringem Risiko durchführen läßt.

VI. Fallotsche Tetralogie und Pulmonalstenose mit intaktem Ventrikelseptum

In diesem Abschnitt sollen die Pulmonalstenose mit intaktem Ventrikelseptum und die Pulmonalstenose mit großem Ventrikelseptumdefekt (Fallotsche Tetralogie) zusammen behandelt werden, da sich die chirurgische Behandlung dieser beiden Erkrankungen so weitgehend deckt, daß eine doppelte Besprechung der Operationstechnik überflüssig ist. Die klinischen Syndrome weisen jedoch soviel Unterschiede auf, daß sie getrennt besprochen werden sollen.

1. Fallotsche Tetralogie

Die Fallotsche Tetralogie ist ein häufiges Leiden. Es lag bei 12% aller in die Herzklinik des Groote-Schuur-Hospitals aufgenommenen Fälle von angeborenem Herzleiden vor [2] und bei 20% aller an dieser Klinik wegen kongenitaler Herzleiden durchgeführten Operationen [1]. Fast ²/₃ der Kranken mit cyanotischer Herzkrankheit litten an dieser Fehlbildung. Das männliche Geschlecht ist etwa doppelt so häufig betroffen als das weibliche.

Definition

Bei der Fallotschen Tetralogie bestehen zwei fundamentale Fehlbildungen, nämlich ein großer, nicht restriktiver Ventrikelseptumdefekt und eine schwerwiegende Obstruktion der Ausflußbahn des rechten Ventrikels mit gleichen Drucken in beiden Kammern [14, 95, 96]. Ob die Aorta auf dem Septumdefekt reitet oder nicht, ist ohne Bedeutung. Man hat versucht, die Fälle mit eindeutigem Reiten der Aorta von jenen zu unterscheiden, bei welchen die Aorta ausschließlich vom linken Ventrikel entspringt, jedoch hat dies vom hämodynamischen und chirurgischen Standpunkt her gesehen wenig praktische Bedeutung. Die Richtung des Shunts in beiden Ventrikeln wird bestimmt vom Verhältnis des durch Verlegung der rechten Kammer erzeugten Widerstandes zum systemischen, peripheren Widerstand. Bei der Fallotschen Tetralogie ist das Strömungshindernis in der pulmonalen Ausflußbahn mindestens ebenso groß wie der periphere Widerstand und manchmal sogar größer.

Bei etwa $2/3$ der Kranken handelt es sich um eine primäre infundibuläre Stenose, während beim Rest der Patienten eine reine valvuläre Stenose besteht, wenn auch im allgemeinen ein gewisses Ausmaß von infundibulärer muskulärer Hypertrophie ebenfalls vorliegt [128]. Bei der Mehrzahl der Patienten liegt der Ventrikelseptumdefekt im membranösen Septum unmittelbar unter der Aortenklappe. Gelegentlich kommen supra-cristale Defekte vor. Die Aorta ist mehr nach vorne gelegen als üblich und verläuft bei $1/5$ bis zu $1/4$ der Kranken auf der rechten Seite mit ebenfalls rechtsseitigem Descendenzteil. Die großen Pulmonalarterien sind eng, gewöhnlich unterentwickelt und hypoplastisch, aber trotzdem sind die Gefäße jenseits der Bifurkation im allgemeinen ausreichend groß. Eine ausgedehnte Bronchialkollateralzirkulation von der Aorta aus kann bestehen.

Hämodynamische Verhältnisse bei Fallotscher Tetralogie

Das Ausmaß der Stenose bestimmt die Symptome und den Grad der Cyanose. Aus hämodynamischer Sicht haben wir es mit einer einzigen Pumpkammer und zwei Widerständen zu tun, dem systemischen und dem stenosebedingten Ausflußwiderstand. Je schwerwiegender der letztere, um so größer der Rechts-links-Shunt und um so kleiner die Lungendurchblutung. Eine gewisse Anpassung wird durch Zunahme der Bronchialkollateralzirkulation, selten durch einen offenen Ductus arteriosus, erreicht. In extremen Fällen (Pulmonalatresie) wird der Lungenkreislauf ausschließlich durch Kollateralen aufrechterhalten. Der Blutdurchtritt durch die Lunge wird durch den Systemwiderstand begrenzt. Gewöhnlich kann der rechte Ventrikel nicht genügend Druck aufbringen, um den Widerstand an der Stenose zu brechen. In weniger schwerwiegenden Fällen (acyanotische Tetralogie) entspricht jedoch der Systemwiderstand dem Ausflußwiderstand, so daß ein ausgeglichener, bidirektionaler oder sogar ein vorwiegender Links-rechts-Shunt vorliegt. Zwischen der extremen Tetralogie und der acyanotischen Tetralogie liegt ein breites Spektrum von Schweregraden [14].

Die Fallotsche Tetralogie besteht nicht notwendigerweise von Geburt an. Ventrikelseptumdefekte mit Pulmonalstenose und vorwiegendem Links-rechts-Shunt können sich in eine Fallotschen Tetralogie mit schwerer Pulmonalstenose und vorwiegendem Rechts-links-Shunt entwickeln. Auf diese Weise entsteht aus einem Ventrikelseptumdefekt mit Pulmonalstenose eine Fallotsche Tetralogie (s. S. 96). Der Grad der Obstruktion ist ebenfalls nicht konstant, so daß ihre vorübergehende Zunahme cyanotische Anfälle auslösen kann.

Klinisches Bild

Eine Cyanose fehlt gewöhnlich zum Zeitpunkt der Geburt mit Ausnahme sehr schwerer Fälle. Sie tritt im allgemeinen im frühen Kleinkindalter auf und schreitet fort. Polycythämie und Trommelschlegelfinger sowie -zehen entwickeln sich mit zunehmender Cyanose. In Zeiten größerer Belastung bei Anstrengung wie Weinen, Nahrungsaufnahme, Infektionen der Atemwege und Anämien etc. treten Synkopen zusammen mit schwerer Cynaose, Krämpfen und Bewußtlosigkeit auf. Das Ausmaß der Cyanose steht nicht in unmittelbarer Beziehung zum Grad der Leistungsfähigkeit und besonders nicht zu Bewußtlosigkeitsanfällen. Oft sind relativ acyanotische gut entwickelte Kleinkinder die Opfer beunruhigender Cyanosefälle; dies hängt wahrscheinlich mit Schwankungen der Intensität der infundibulären Kontraktion zusammen, die sich auf den Stenosewiderstand und damit auf die Lungendurchblutung auswirkt. Im allgemeinen sind Wachstum und Entwicklung gestört, wobei sich die einzelnen Entwicklungsstadien verzögern. Nimmt der Patient, nachdem er zu laufen begonnen hat, bei körperlicher Belastung Hockerstellung an, so liegt die Diagnose einer Fallotschen Tetralogie nahe. Dauernde Gefährdungsmomente sind bakterielle Endokarditis, paradoxe Embolie sowie Thrombose der Cerebralarterien und -venen. Letzterer Zwischenfall tritt besonders beim dehydrierten, bereits schwer polycythämischen Kranken auf. Äußerst selten ist ein Herzversagen, das gewöhnlich auf Anämie oder andere Schädigungsmomente beruht. Nicht selten liegt eine Eisenmangelanämie vor, die bei Vorliegen einer normalen Erythrocytenzahl leicht übersehen werden kann.

Jugularvenendruck und -puls sind gewöhnlich normal und die Extremitäten warm. Außer bei Kleinkindern und bei Anämie, liegt die Herzgröße im Bereich der Norm. Es besteht kein pulmonaler Hochdruck und der im zweiten und dritten Intercostalraum fühlbare zweite Herzton beruht auf dem Aortenklappenschluß bei großer, vorn liegender Aorta. Ein systolisches Schwirren geht häufig mit dem Herzgeräusch einher. Mit Ausnahme von cyanotischen Anfällen, wo das Geräusch weich oder abwesend sein kann, findet man immer ein Auswurfgeräusch, das zwischen dem 2. und 4. Intercostalraum maximal ist; das Geräusch wird bei Verabreichung von Amylnitrit leiser und verstärkt sich bei Gabe von Phenylephrin. Länge und Stärke des systolischen Geräusches stehen in Beziehung zum Volumen und der Geschwindigkeit des Blutauswurfes durch die Stenose. Die Schwere der Stenose läßt sich damit bestimmen.

Bei acyanotischer Tetralogie findet man regelmäßig ein lautes und langgezogenes Geräusch sowie ein Schwirren. Gelegentlich besteht ein weicher, lokalisierter zweiter Ton im Pulmonalgebiet, der vom Aortenton breit gespalten ist. Zunehmend schwere Stenose ist mit einem kürzeren, früheren und weicheren systolischen Geräusch verbunden. Bei extremer Tetralogie ist das Geräusch stets kurz und weich und geht mit einem aortalen Auswurfton einher.

Das Elektrokardiogramm zeigt Vergrößerung des rechten Ventrikels und auf der Röntgenaufnahme fällt die pulmonale Blutleere auf. Bei der Hälfte der Patienten ist die Herzspitze vom Diaphragma abgehoben, so daß das charakteristische coeur en sabot vorliegt, das durch Apexhochstand, Eindellung in der Gegend der Pulmonalarterie und kleinen peripheren Pulmonalgefäßen charakterisiert ist (Abb. 41). Ge-

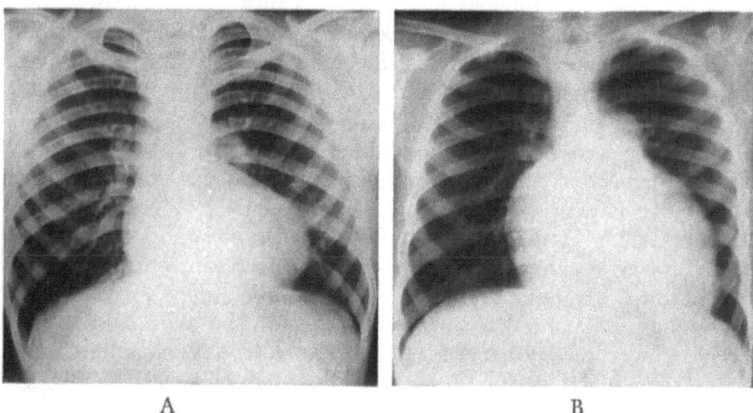

Abb. 41. A: Thoraxübersicht bei einem typischen Fall von Fallotscher Tetralogie. B: Pulmonalstenose mit intaktem Ventrikelseptum

legentlich kann man die Infundibulumkammer als Ausbuchtung an der linken Herzkontur erkennen. Eine poststenotische Dilatation der Pulmonalarterie fehlt. Eine rechtsliegende Aorta ist nicht selten.

Die genaue hämodynamische und anatomische Diagnose kann mit Hilfe der Herzkatheterisation und Angiokardiographie gestellt werden, welche bei geplanten chirurgischen Eingriffen stets durchgeführt werden müssen.

Diagnose

An eine Fallotsche Tetralogie muß bei allen Patienten mit cyanotischer Herzerkrankung und normalem oder vermindertem Lungendurchfluß gedacht werden. Sie muß von der mit anderen kongenitalen Anomalien vergesellschafteten Pulmonalstenose und von der Pulmonal- und Tricuspidalatresie unterschieden werden. Die Pulmonalstenose mit intaktem Ventrikelseptum und Shuntumkehr bietet gewöhnlich die größten Schwierigkeiten und manchmal gelingt es selbst unter Verwendung der raffiniertesten Katheterisierungstechniken nicht, das Vorhandensein eines großen Ventrikelseptumdefektes aufzudecken. Bei Kleinkindern läßt sich eine Transposition mit Pulmonalstenose oder ein Abgang beider großer Gefäße vom rechten Ventrikel mit Pulmonalstenose nicht abgrenzen, es sei denn durch Angiokardiographie. Die acyanotische Tetralogie muß vom Ventrikelseptumdefekt, von einer Pulmonalstenose mit intaktem Ventrikelseptum, von Aortenstenose und Tricuspidalklappenerkrankung unterschieden werden. In unserer Klinik wird zur Sicherung der Diagnose und zur Darstellung der genauen pathologisch-anatomischen Verhältnisse eine Herzkatheterisierung routinemäßig durchgeführt [97]. Um die Anatomie des rechten Ventrikels, die Größe des Pulmonalklappenringes, des Pulmonalishauptstammes und seiner Äste zu erfassen, sind gewöhnlich rechtsventrikuläre, linksventrikuläre und pulmonal-arterielle Angiogramme notwendig (Abb. 42). Eine Angiographie in zwei Ebenen verwendet man für die Darstellung des rechten Ventrikels und die Kineangiographie für die beiden letzteren.

Operationsindikationen

Der Verlauf der Fallotschen Tetralogie ist ungünstig. 90% der Patienten versterben gewöhnlich vor dem 25. Lebensjahr, wenn auch gelegentlich über Fälle berichtet wurde, die die 6. Dekade erreichten. Die Patienten führen ein durch ihre Krankheit schwer beeinträchtigtes Leben und leiden an erheblicher Leistungsunfähigkeit. Abgesehen von den durch cyanotische Anfälle, vermindertes Wachstum und paroxysmale Dyspnoe verursachten Beschwerden, müssen sie mit spezifischen Gefahrenmomenten rechnen. Wegen der Polycythämie kommt es oft zu Thrombose und Blutungsneigung. Eine Cerebralthrombose stellt besonders bei Kindern unter zwei Jahren ein erhebliches Problem dar. Häufig kommt es zu multiplen kleinen venösen Gerinnselbildungen oder zu einer Thrombose eines größeren Hirnvenensinus, besonders wenn aus beliebiger Ursache eine Dehydration entsteht, wobei das schon viscöse, polycythämische Blut noch schlechter zirkuliert. Unter die hämorrhagischen Komplikationen zählen Hämoptysen aus vergrößerten Bronchialkollateralen, Gastrointestinalblutungen etc.

Wenn ein Rechts-links-Shunt vorliegt, besteht das Risiko einer paradoxen Embolie. Besonders nach dem zweiten Lebensjahr kommt es nicht selten zu einem Hirnabsceß. Die bakterielle Endokarditis stellt eine gelegentliche Komplikation dar und es besteht eine Neigung zu Lungeninfektionen, besonders Tuberkulose.

Aus diesen Gründen ist die Korrektur der Fallotschen Tetralogie dringend indiziert. Das Risiko des Eingriffs und sein möglicher Segen stehen in keinem Verhältnis zu den Gefahren dieser Erkrankung. Das chirurgische Vorgehen läßt sich in palliative und vollständig korrigie-

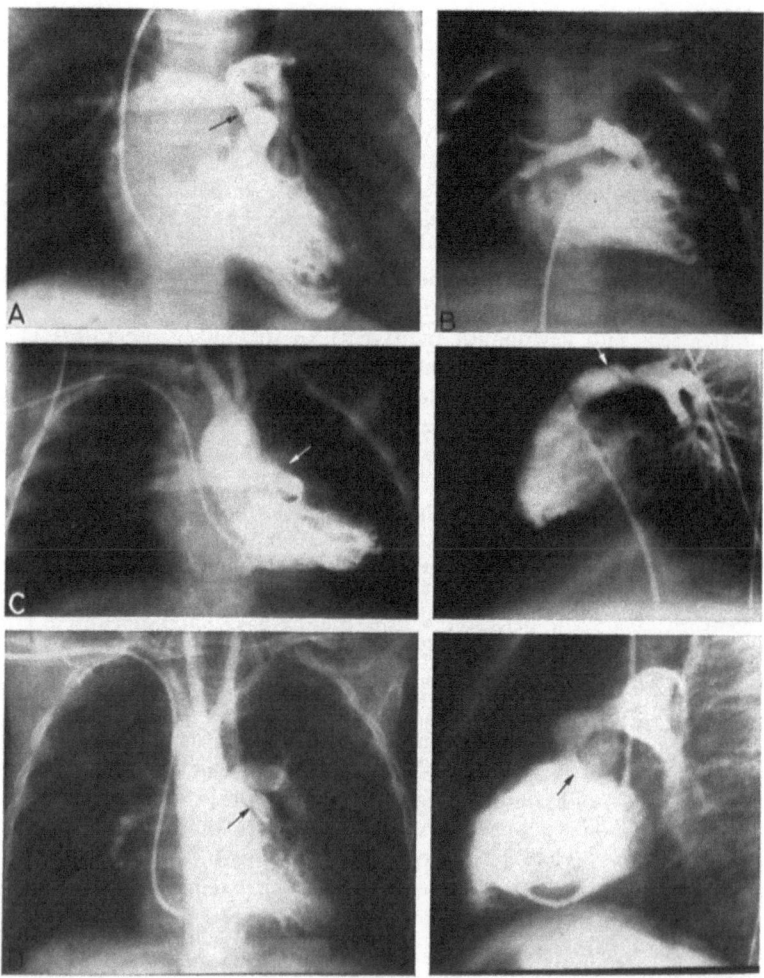

Abb. 42

rende Operationen einteilen. Bei Kleinkindern sind Palliativeingriffe die Behandlungsmethode der Wahl. Das für eine komplette Wiederherstellung günstigste Alter hängt von der Erfahrung des Chirurgen mit palliativen bzw. korrektiven Eingriffen ab. Nach unserer Ansicht liegt das ideale Alter für die Totalkorrektur zwischen 5 und 9 Jahren. Nach Überschreitung des 20. Lebensjahres nimmt das Risiko der Totalkorrektur deutlich zu. Bei Kranken unter 5 Jahren ziehen wir eine Palliativoperation wie etwa einen Subclavia-Pulmonalis-Shunt oder eine Anastomose zwischen Aorta und Pulmonalis vor. Zwei Situationen bedürfen besonderer Erwähnung: Tetralogie mit korrigierter Transposition und Tetralogie mit fehlender Pulmonalarterie und Pulmonalklappen, die später erwähnt werden (S. 134).

Pathologische Anatomie

Auf embryologischer, anatomischer und funktioneller Basis läßt sich der rechte Ventrikel in zwei durch die Crista supraventricularis abgegrenzte Abschnitte einteilen. Der Sinus oder Pumpteil liegt zwischen dem Tricuspidalklappenring und der Crista und das Infundibulum zwischen der Crista und dem Pulmonalklappenring.

Abb. 42. A: Antero-posteriores Angiokardiogramm eines jungen Mädchens mit schwerer Infundibulumstenose, einer dritten Herzkammer, Pulmonalringstenose, Stenose des Pulmonalhauptstammes und des Ursprungs der linken Pulmonalarterie. Die rechten und linken Pulmonalhauptäste sind ausreichend entwickelt. Bei der Operation war ein bis zur Bifurkation der Pulmonalarterie hochgezogener Prothesenflecken erforderlich. Nach einem Jahr bestand nur eine geringgradige Pulmonalinsuffizienz bei durchschlagender klinischer Besserung. B: Antero-posteriores Angiokardiogramm. Schwere Pulmonalstenose mit dritter Herzkammer, aber normalem Pulmonalklappenring, regelrechter Pulmonalarterie und Pulmonalisästen. Bei diesem schwer leidenden, drei Jahre alten Kind war lediglich eine Infundibulumresektion mit einer Prothese der Ausflußbahn erforderlich. Nach einem Jahr fanden sich vollständig normalisierte hämodynamische Verhältnisse. C: Antero-posteriores und laterales Angiokardiogramm eines 8 Monate alten Kleinkindes mit lebensbedrohlichen cyanotischen Anfällen. Eine schwere Infundibulumstenose, eine dritte Herzkammer, ein ausreichender Pulmonalklappenring sowie Pulmonalarterie und Pulmonalisäste sind dargestellt. Infundibulumresektion mit Prothesenversorgung der Ausflußbahn hatte eine völlige Heilung zur Folge. D: Antero-posteriore und laterale Angiokardiogramme eines extrem kranken jungen Patienten. Eine schwere Infundibulumstenose, eine dritte Herzkammer, ausgeprägte Klappen- und Ringstenosen, ein hypoplastischer Pulmonalishauptstamm mit großen linken und rechten Pulmonalisästen und eine rechtsseitige Aorta lagen vor. Zur Korrektur war eine Ausflußtraktprothese bis zur Bifurkation der Pulmonalis erforderlich und ergab eine hervorragende klinische Besserung mit nur mäßiger Pulmonalinsuffizienz. Der Pfeil deutet auf die Pulmonalklappe. Reproduktion mit freundlicher Erlaubnis des South African Medical Journal 1966

Der Sinus entwickelt sich ausschließlich aus dem rechten Embryonalventrikel. Kugelig geformt wirkt er als Aufnahmegefäß für das venöse Blut während der Diastole und als Pumpe während der Systole des rechten Ventrikels. Das Infundibulum entwickelt sich aus der Incorporation eines Teiles des Bulbus cordis in den oberen Abschnitt des embryonalen rechten Ventrikels [98, 99]. Das röhrenförmig ausgebildete Infundibulum spielt, da es im wesentlichen einen Ausflußkanal vom Sinus zur Pulmonalarterie darstellt, eine untergeordnete Rolle in der Austreibung des Blutes.

Betrachtet man die Evolution des Infundibulums, so ist es nicht überraschend, daß eine übermäßige Absorption stattfinden kann, aus der Engzonen des Kanals an beliebiger Stelle zwischen infundibulärem Ostium und Pulmonalklappe resultieren [99].

Die durch die Behinderung des normalen Blutdurchtrittes vom Sinus durch das Infundibulum und die Pulmonalarterien zur Lunge bedingten Veränderungen sind die gleichen, wie sie in jedem verengten muskulären Hohlsystem auftreten. Sie wechseln mit der Schwere der Stenose. Proximal der Verlegung entsteht Arbeitshypertrophie, und eine Fistel wird offen bleiben. Distal der Obstruktion hat der verminderte Durchfluß eine Unterentwicklung zur Folge. In dem sich proximal der Obstruktion entwickelnden rechten Ventrikel kommt es zur Hypertrophie des Sinus. Eine Kommunikation zwischen den beiden Ventrikeln bleibt erhalten, da der rechte Ventrikel sein Blut dem geringsten Widerstand gemäß auswerfen wird. Die Strömungszunahme in der Aorta resultiert in einer Vergrößerung dieses Gefäßes. Der Septumdefekt und die reitende Aorta sind daher das Ergebnis der Obstruktion der Ausflußbahn [100, 101].

Infundibulum, Pulmonalklappengebiet und Pulmonalarterie liegen distal der Obstruktion, und ihre Entwicklung hängt im wesentlichen von der Dilatationskraft des vom Sinus in die Lungen gepumpten Blutes ab. Stenose im Ausflußtrakt führt zu Unterentwicklung, deren Grad von der Blutdurchtrittsmöglichkeit abhängt. So kann eine Unterentwicklung des Infundibulumsgebietes, der Pulmonalklappengegend und (oder) der Lungenschlagader und (oder) ihrer Äste vorliegen.

Das Fortbestehen einer Fistel unterhalb des Strömungshindernisses wirkt sich auf die ablaufenden Veränderungen aus. Proximal der Obstruktion entwickelt sich der Sinus nur so weit, um den peripheren Systemwiderstand zu überwinden. Dieser Entwicklungsgrad ist geringer als notwendig wäre, um dieselbe Stenose bei intaktem Ventrikelseptum zu überwinden. Der Blutdurchtritt nach distal ist daher bei offenem Septum geringer als bei intaktem; es besteht bei der Fallotschen Tetralogie mehr distale Hypoplasie als bei Pulmonalstenose mit intaktem Ventrikelseptum und das Ausmaß der Veränderungen steht in Beziehung zu der die Lungn durchfließenden Blutmenge.

Patienten mit Fallotscher Tetralogie lassen sich daher in zwei Hauptkategorien einteilen:
1. Kranke mit adäquater distaler Entwicklung und
2. jene mit unzureichender distaler Entwicklung.

Bei der ersten Gruppe wird die Resektion der Obstruktion die Ausflußstenose beseitigen. Bei der zweiten Gruppe dagegen behindern Hypoplasie des Infundibulums, des Pulmonalklappenrings oder der Pulmonalarterie den Blutdurchtritt selbst nach Beseitigung der ursprünglichen Stenose.

Die vollständige chirurgische Korrektur der Fallotschen Tetralogie beinhaltet die Beseitigung der Ausflußtraktobstruktion und den Verschluß des Ventrikelseptumdefektes bzw. der -defekte. Der Septumdefekt wirkt als Notventil, das den Druck im rechten Ventrikel auf Systemniveau hält, es kann nur dann gefahrlos verschlossen werden, wenn die Obstruktion in ausreichender Weise beseitigt ist. Bei Patienten mit adäquater distaler Entwicklung bieten sich keine Probleme: infundibuläre Resektion der subvalvulären Stenose, Valvotomie oder eine Kombination der beiden sind ausreichend.

Bei der zweiten Patientengruppe sind diese Maßnahmen jedoch ungenügend, da eine unzureichende Entwicklung von Anteilen der Blutbahn distal der Obstruktion besteht. Bei dieser Gruppe gehen die Meinungen hinsichtlich der richtigen chirurgischen Behandlung auseinander. Drei Vorgehensweisen stehen dem Chirurgen zur Verfügung:

a) Eine vollständige Korrektur kann in zwei Akten durchgeführt werden. Bei der ersten Operation wird ein Links-rechts-Shunt erzeugt, entweder auf Herzhöhe durch partielle Beseitigung des Ausflußhindernisses des rechten Ventrikels ohne Ventrikelseptumdefektverschluß [102] oder auf der Ebene der großen Gefäße durch eine aortico-pulmonale Anastomose [103, 104]. Man erwartet dabei, daß der erhöhte Lungendurchfluß über die nächsten Jahre hinweg eine Fortentwicklung des hypoplastischen Gebietes bewirkt, so daß der Ventrikelseptumdefekt bei einer zweiten Operation sicher verschlossen werden kann.

b) Die valvuläre Stenose kann durch Valvotomie, die infundibuläre Stenose durch ausgiebige Resektion der hypertrophierten Muskelbänder korrigiert und der Ventrikelseptumdefekt verschlossen werden. Da die Ausflußbehinderung aufgrund der Unterentwicklung bestehen bleibt, behält der Patient einen abnorm hohen Druck im rechten Ventrikel und sein Fortleben hängt ab von der Fähigkeit des rechten Ventrikels, mit dieser Belastung in der unmittelbar postoperativen Periode fertigzuwerden.

c) Die Stenose läßt sich, wie oben beschrieben, beseitigen, die unterentwickelten Regionen mit Hilfe eines autogenen, homologen oder plastischen Prothesenfleckens rekonstruieren und der Ventrikelseptumdefekt verschließen. Auf diese Weise versucht man, den Druck im rechten Ventrikel auf Normalwerte zu reduzieren, indem man die auf Unterentwicklung beruhende Obstruktion ausschaltet und das Ausflußgebiet erweitert. Der rechte Ventrikel ist dann besser dazu in der Lage, die unmittelbar postoperative Periode zu überstehen.

Die Chirurgie der Fallotschen Tetralogie

Der Erfolg einer vollständigen Korrektur dieser Fehlbildung wird von 3 Hauptfaktoren bestimmt:
1. Adäquate Versorgung der vorhandenen Defekte;
2. minimale Störung der Funktion des rechten Ventrikels; und
3. minimale Beeinträchtigung des übrigen Körpers.

Unser Vorgehen hat sich in den 6 Jahren, in denen wir über 130 Patienten operiert haben, geringfügig verändert.

Zugang

Stets wird eine mediane Sternotomie verwendet. Ursprünglich ließen wir beide Pleurahöhlen bis zum Ende der Operation intakt, wonach die rechte Pleura zur Drainage des Mediastinums eröffnet wurde. Das Mediastinum wird jetzt direkt drainiert und beide Pleurahöhlen bleiben unberührt. Wir haben den Eindruck, daß die Pleuradrainage die Lungenfunktion, besonders bei Kleinkindern, beeinträchtigt.

Perikardincision

Das Perikard wird vom Diaphragma bis zur Wurzel der großen Gefäße längseröffnet. Soweit ein Herzeingriff vorausgegangen war und zu ausgedehnten perikardialen Adhäsionen geführt hat, präparieren wir nur die Vorderfläche des rechten Ventrikels, die Wurzeln der großen Gefäße, das rechte Herzohr und die Einmündungsstellen der beiden Hohlvenen. Ein Versuch, das ganze Herz zu befreien, wird nicht gemacht, um Manipulation und Trauma des Myokards auf ein Mindestmaß zu beschränken und die Gefahr einer postoperativen Blutung aus durchtrennten Verwachsungen zu verringern.

Zustand nach aortico-pulmonaler Anastomose

Handelt es sich um einen Zustand nach aortico-pulmonaler [104] oder Blalockscher Anastomose [103], so geht man wie folgt vor: Die erstere Anastomose (Pottsche Anastomose) wird, nachdem der Patient auf etwa 20° C Rectaltemperatur ausgekühlt worden ist, bei Kreislaufstillstand verschlossen. Sobald man die extracorporale Zirkulation unterbrochen hat, wird die Pulmonalarterie eröffnet und die Kommunikation zwischen Aorta und Pulmonalis von innen her mit 4—0 oder 5—0 Seidennähten verschlossen. Dieses Vorgehen hat den wesentlichen

Nachteil der erheblichen Luftemboliegefahr während der Kreislaufstillstandsperiode, wo ja eine Kommunikation zwischen der Pulmonalis und der Aorta besteht. Um einen Luftzutritt zur arteriellen Zirkulation zu vermeiden, klemmt man die ascendierende Aorta unmittelbar vor Kreislaufstillstand eben oberhalb der Coronararterien ab. Außerdem sollte der Kreislauf nicht vollständig unterbrochen werden. Besser ist es, den extracorporalen Blutstrom auf etwa 100 ml/min zu vermindern, um die Aorta eben mit Blut gefüllt zu halten. Dieser minimale Blutstrom behindert nicht Darstellung des Operationsfeldes. Er schaltet, indem er die Aorta eben gefüllt hält, einen Luftzutritt zur Aorta während des Anastomosenverschlusses aus.

Eine Blalock-Anastomose (Kommunikation zwischen Arteria subclavia und Pulmonalis) wird extrapleural dargestellt. Der Shunt wird bei kardiopulmonalem Bypass verschlossen und am Ende des intrakardialen Eingriffes doppelt ligiert.

Venöse Drainage

Zur Ableitung des venösen Blutes zur Herzlungenmaschine ist es empfehlenswert, Katheter in beiden Hohlvenen zu benützen. Störungen des venösen Rückstromes werden von Patienten mit geringem Lungendurchfluß nicht gut vertragen; man beginnt daher bei sehr jungen und sehr kranken Kindern den Bypass mit einem Einzelkatheter im rechten Vorhof zur Kreislaufunterstützung während der Umschlingung und Katheterisierung der Hohlvenen.

Rückleitung des oxygenierten Blutes aus der Herzlungenmaschine

Eine fehlerlose arterielle Kanülierung ist für die ideale Führung der extracorporalen Zirkulation unumgänglich. Nach unserer Erfahrung wird die rechte oder linke Arteria femoralis communis bei Patienten von mehr als 10 kg Körpergewicht eine ausreichend große Kanüle vom Typ der Mayo-Klinik V 2 A-Rohre aufnehmen. Bei kleineren Kranken benützt man zur arteriellen Rückleitung einen Bardic-Katheter in der ascendierenden Aorta.

Der arterielle Leitungsdruck wird während des Bypass fortlaufend gemessen. Die Kanüle muß groß genug sein, um den Druck bei voller Durchströmung (2,4 l/m² Körperoberfläche/min) unter 300 mm Hg zu halten. Ein erheblicher Gradient im arteriellen Zuleitungssystem ist einer der wichtigsten Ursachen der Blutzerstörung während der Perfusion.

Extracorporale Zirkulation

Der Dewall-Lillehei Helix Reservoir-Oxygenator vom Dispersionstyp wird in unserer Klinik zur extracorporalen Zirkulation verwandt [105]. In unseren ersten Fällen benutzten wir einen horizontalen Kunststoffschlauch-Entschäumer [106], jedoch wurde dieser durch ein Entschaumsystem aus V2A-Schwamm ersetzt [107]. Allgemein gesehen hat unsere Perfusionstechnik 3 Phasen durchlaufen. Zuerst benutzten wir eine Volldurchströmung in Normothermie [108], dann low-flow Perfusion bei tiefer Hypothermie [109] und schließlich haben wir uns für mäßige Hypothermie, hohe Perfusionsvolumina und Hämodilution [110] entschieden.

Mäßige Hypothermie bei hohem Fluß und Hämodilution scheint die ideale Methode der Perfusion bei der chirurgischen Korrektur der Fallotschen Tetralogie zu sein.

Das Perfusat besteht aus frischem heparinisiertem Blut, das bei schwer cyanotischen Kranken auf die Hälfte, bei mäßig cyanotischen oder acyanotischen Patienten auf 1/3 verdünnt wird, und zwar mit 2,5% Dextrose in Wasser und Ringer-Lactat; Kohlendioxyd und Sauerstoff werden dem Oxygenator zugeführt. Durchströmungsraten von etwa 2,4 l/m² Körperoberfläche/min und eine Körpertemperatur von 25—30° C werden eingehalten.

Schutz des Myokards

Für den Erfolg dieser Operation ist eine nur minimale Störung der Funktion des rechten Ventrikels von Wichtigkeit, wobei dem Schutz des Herzmuskels während des Eingriffs besondere Beachtung zu schenken ist (s. Ventrikelseptumdefekte, S. 101).

Beseitigung der Obstruktion des Ausflußtraktes des rechten Ventrikels

Nach Eröffnung des rechten Ventrikels, wenn möglich mittels Querincision [111], muß zunächst die Verlegung des Ausflußtraktes beseitigt werden, da der Verschluß des Ventrikelseptumdefektes ohne ausreichende Resektion der Stenose gefährlich ist.

a) Korrektur einer Pulmonalklappenstenose

Liegt eine Stenose der Pulmonalklappe vor, so muß diese Anomalie mit großer Vorsicht korrigiert werden, um beim Patienten so wenig Insuffizienz als möglich zu erzeugen. Dies wird am besten durch eine pulmonale Arteriotomie erreicht. Ein Sauger wird nach distal in die Pulmonalarterie gelegt, um das Operationsfeld von aus Bronchialkollateralen rückströmendem Blut freizuhalten. Einen zweiten Sauger bringt man in den rechten Vorhof durch die Ventriculotomie ein und beseitigt mit ihm das Coronarsinusblut. Die Pulmonalklappe wird dann untersucht und die beste Methode zur Beseitigung der Stenose ohne signifikante Insuffizienzentstehung ausgewählt.

Eine reine Pulmonalklappenstenose korrigiert man unter scharfer Durchtrennung der verschmolzenen Pulmonalcommissuren bis zum Anulus hin (Abb. 43). Wenn man bei engem Pulmonalanulus eine

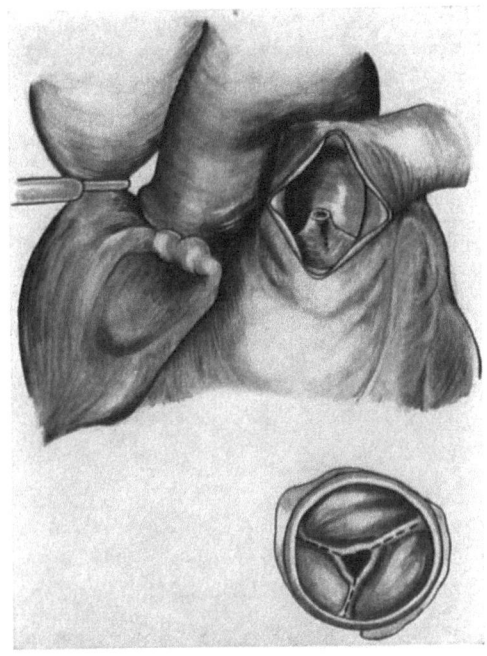

Abb. 43. Die Pulmonalis ist längseröffnet, die Lefzen sind zur Seite gezogen. Die verschmolzenen Commissuren der Pulmonalklappe sodann säuberlich bis zum Klappenring scharf durchtrennt

Rekonstruktion für richtig hält, so ist es besser, die Klappe vorne über den Anulus hinaus zu spalten, um ein bicuspidales Ventil zu schaffen. Der Grad der Insuffizienz, der durch das Einsetzen eines Prothesenfleckens über den Anulus hinaus entsteht, kann so gering gehalten werden.

Die pulmonale Arteriotomie wird erst vernäht, wenn der Ventrikelseptumdefekt verschlossen ist, da ein durch die Incision in die Pulmonalis eingeführter Sauger weiterhin das Bronchialkollateralblut abholen kann.

b) Korrektur einer infundibulären Pulmonalstenose

Die Infundibulumverlegung kann entweder an einer einzigen Stelle liegen oder den größten Teil der Infundibulumkammer betreffen.

1. Lokalisierte Obstruktion: Diese besteht aus einem fibrösen Diaphragma mit schlitzartiger Öffnung und oft einer bis zum Klappenring reichenden dilatierten dritten Herzkammer. Diese Anomalie versorgt man am besten durch Resektion des die Obstruktion bildenden fibromuskulären Gewebes bei Retraktion der muskulären Ränder der Kardiotomie. In der Regel läßt sich bei dieser Form der Infundibulumstenose ein hervorragendes Resultat erzielen, da die erweiterte dritte Herzkammer gut entwickelt ist.

2. Generalisierte Infundibulumobstruktion: Diese Form der Infundibulumverlegung wird durch übermäßiges Wachstum und Hypertrophie der Muskelbänder in der Infundibulumkammer erzeugt. Sie geht oft mit einer Unterentwicklung der Kammer einher. Diese Art Strömungshindernis läßt sich am besten durch eine quere Ventriculotomie beseitigen [111]; eine vertikale Incision führt häufig dazu, daß ein Prothesenflecken nur zum Verschluß dieses Defektes eingesetzt werden muß.

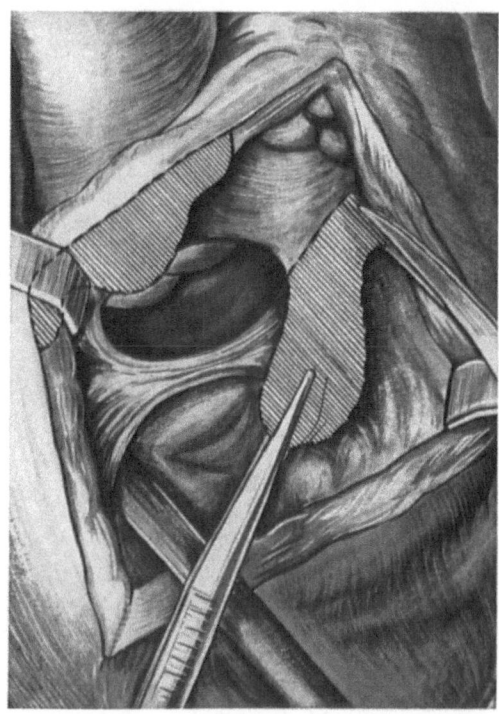

Abb. 44. Die septalen und parietalen Bänder der Crista supraventricularis sind reseziert, aber der Wulst der Crista bleibt unberührt. Auf der linken Seite wird die Resektion der Trabekel zwischen der anterolateralen Herzfläche und dem Septum fortgeführt

Bei der Resektion dieser Muskelbänder muß man zunächst den Eingang in die Infundibulumkammer beachten, wo sich die Resektion des einen oder beider Schenkel der Crista supraventricularis als notwendig erweist (Abb. 44). Die Kante der Crista selbst läßt man am besten intakt, da die Resektion dieses Muskelwalles wenig zur Vermehrung des Blutzutrittes zur Infundibulumkammer beiträgt, dagegen aber die Endokardoberfläche des Oberrandes des Ventrikelseptumdefektes verletzt, so daß dieser schwierig zu versorgen wird (s. S. 109, Ventrikelseptumdefekt).

Bei der Resektion der parietalen Bänder vermeidet man vorsichtig die Aortenklappe, die oft rechts vom Septum liegt. Selten ist in diesem Gebiet der Papillarmuskel der Tricuspidalklappe verankert. In diesem Fall wird der zugehörige Teil des Parietalbandes nicht reseziert.

Das septale Band muß nicht immer reseziert werden, da es weniger häufig die Hauptursache der Obstruktion ist. Wenn man dieses Band excidiert, kann man den vorderen descendierenden Ast der linken Coronararterie, ebenso wie die septalen Äste des Gefäßes, verletzen.

Nachdem das Ostium der Infundibulumkammer freigelegt ist, werden die mehr distal im Weg liegenden Bänder reseziert. Diese Muskelbänder sind nach lateral zu gut ausgebildet. Sie fesseln die anterolaterale Fläche des rechten Ventrikels (Abb. 40). Diese Muskelbänder werden mit einem stumpfen, gebogenen Instrument angehakt und dann reseziert, wobei man sich vorsieht, die vordere descendierende Coronararterie nicht zu verletzen oder die anterolaterale Wand des Herzens selbst zu perforieren. Die medialen Muskelbänder sind weniger stark ausgebildet. Excidiert man sie, so besteht die Gefahr einer Verletzung von Aortenwurzel und rechter Coronararterie. Indem die Resektion dieser Bänder die Pulmonalklappe erreicht, werden die Ansatzpunkte der Segel dieser Klappe dargestellt, um ihre Durchtrennung zu vermeiden.

Bei den schwersten Fällen erweist sich die obenbeschriebene chirurgische Technik für die vollständige Beseitigung der Obstruktion als unzureichend. Es entsteht eine Residualstenose als Folge der Unterentwicklung unterschiedlicher Anteile der Ausflußbahn des rechten Ventrikels. Damit kommt die umstrittene Frage auf, ob man eine Ausflußtraktprothese zur Vergrößerung dieser Zone einsetzen soll. Ansichten für und wider die Verwendung von Ausflußtraktprothese werden in größerem Detail weiter unten in diesem Abschnitt diskutiert.

Rekonstruktion der Ausflußbahn erfordert eine Vergrößerung der Infundibulumkammer, des Infundibulums und des Pulmonalklappenringes, oder aber des Infundibulums, des Pulmonalklappenrings, der Pulmonalarterie und der Ursprünge ihrer Äste. Für diesen Operationsakt wird autologes Perikard oder Kunststoffmaterial verwendet. Wir ziehen es vor, den Herzbeutel nach dem Eingriff zu verschließen, und benutzen daher kein Perikardgewebe als Ausflußtraktprothese. Statt dessen verwenden wir ein Stück gewelltes, gewobenes Teflontuch. Ein Flecken von entsprechender Größe wird zurechtgeschneidert und mit fortlaufendem 5—0 oder 4—0 Seidenfaden eingenäht (Abb. 45). Ist eine Vergrößerung der Pulmonalis durch Prothesenflecken erforderlich, so sollte dieser vor Verschluß des Ventrikelseptumdefektes eingenäht werden. Auf diese Weise läßt sich Bronchialkollateralblut durch den Ventrikelseptumdefekt hindurch beseitigen. Blutrückfluß aus der Pulmonalis, der das Operationsfeld stört, kann man so verringern.

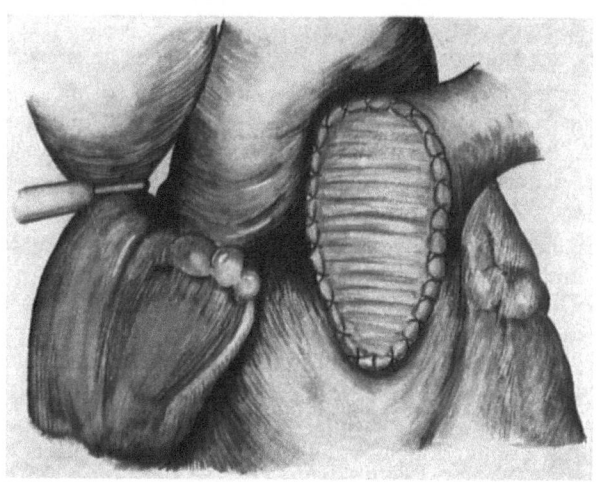

Abb. 45. Der aus gewelltem Teflon bestehende Prothesenflecken in der Ausflußbahn des rechten Ventrikels ist zu entsprechender Größe und Form zurechtgeschneidert und wird zur Vergrößerung der rechtsventrikulären Ausflußbahn, des Pulmonalklappenrings und eines Teils des Pulmonalhauptstammes eingesetzt

Verschluß des Ventrikelseptumdefekts

Bei der Fallotschen Tetralogie liegt stets ein großer Ventrikelseptumdefekt vor. In den meisten Fällen liegt der Defekt im membranösen Anteil des Septums, wenn er auch gelegentlich supracristal liegen kann. Der Verschluß des Ventrikelseptumdefekts wurde im Abschnitt Ventrikelseptumdefekt beschrieben (s. S. 101).

Zusätzliche Defekte

Zusätzliche Defekte wie Vorhofseptumdefekt oder, sehr selten, ein offener Ductus arteriosus, lassen sich bei der gleichen Operation darstellen und versorgen. Wir haben es unterlassen, ein offenes Foramen ovale (selbst ein gedehntes Foramen) zu verschließen. Auf diese Weise mag ein Rechts-links-Shunt auf Vorhofebene in gewissem Umfang bestehen bleiben. Der Defekt begünstigt jedoch eine Dekompression des rechten Herzens in der unmittelbar postoperativen Periode (s. S. 104).

Verschluß der Ventriculotomie

Die Ventriculotomie wird mit 3—0 Seideneinzelnähten verschlossen und mit einer fortlaufenden 3—0 Seidennaht verstärkt. Durchtrennte Coronararterienäste ligiert man einzeln, da diese eine der Hauptursachen beträchtlicher postoperativer Blutungen sein können.

Verschluß der Perikardincision

Die Perikardincision wird mit fortlaufenden Catgut-Fäden eng verschlossen und eine Drainage in den Herzbeutel gelegt. Durch Perikardverschluß wird der Prothesenflecken in der Ausflußbahn des rechten Ventrikels (sofern eingesetzt) gegenüber einer Infektion geschützt. Weiterhin läßt sich die Gefahr einer späteren aneurysmalen Dilatation gering halten, wenn das Perikard angewachsen ist [112].

Es ist jedoch darauf hingewiesen worden, daß eine gewisse Tamponade in der unmittelbar postoperativen Periode entstehen kann, wenn sich das Herz plötzlich erweitert. Wir lassen daher jetzt den unteren Anteil der Perikardincision offen.

Blutersatz

Der Venendruck (gemessen über einen durch Venae sectio in die untere Hohlvene eingeführten Polyäthylenschlauch) wird als Maßstab für das Ausreichen des Blutersatzes benutzt. Eine geringe Überkorrektur des Blutvolumens ist bei der Fallotschen Tetralogie wünschenswert; die Kranken werden solange transfundiert, bis der Venendruck auf etwa 15 mm Hg angestiegen ist. Läßt sich ein ausreichender peripherer Druck nicht aufrecht erhalten, so wird der Kreislauf mit einer langsamen Infusion von $1/100\,000$ Adrenalin oder Isoprenalin Sulfat unterstützt.

Herzglykoside

Die Routinezufuhr von Herzglykosiden beginnt während der Operation, wobei man etwa 12 Std postoperativ zur Volldigitalisierung kommt. Diese Mittel können gewöhnlich innerhalb weniger Wochen abgesetzt werden.

Postoperative Behandlung

Die postoperative Behandlung konzentriert sich in erster Linie auf die Vermeidung pulmonaler Komplikationen und die Aufrechterhaltung eines ausreichenden Herzzeitvolumens. Lungenkomplikationen lassen sich dadurch vermeiden, daß man den Patienten in ein Sauerstoffzelt verbringt, in welchem hohe Luftfeuchtigkeit und Temperatur kontrolliert werden können, durch entsprechende Bronchialtoilette, durch häufigen Lagewechsel, Tiefatmen und Hustenübungen. Bei Kleinkindern oder inkooperativen Patienten kann Tracheal- oder Laryngealabsaugung benutzt werden. Eine Übersedierung ist immer zu vermeiden. Tracheotomie oder Atmungsunterstützung sind selten notwendig, außer wenn ein Laryngealödem vorliegt.

Das Ausreichen des Herzzeitvolumens läßt sich klinisch abschätzen durch den Venendruck, den Blutdruck, das periphere Pulsvolumen, den Zustand der peripheren Zirkulation und besonders durch die Urinausscheidungsmenge. Ein niedriges Zeitvolumen erweist sich durch Hypotension, Hypothermie, schwache periphere Pulse und kalte, blasse oder bläuliche Extremitäten, sowie durch Oligurie. All dies ist Folge der Unfähigkeit des rechten Ventrikels (der durch den chirurgischen Eingriff geschwächt ist), den noch vorhandenen Widerstand in der Ausflußbahn des rechten Ventrikels zu überwinden. Der Zustand wird durch Unterperfusion des Patienten, metabolische Acidose, kompletten Herzblock und durch Pulmonalinsuffizienz verschärft.

Um die Belastung des rechten Ventrikels zu vermindern, muß a) der Blutverlust in ausreichender Weise ersetzt werden, wozu die Venendruckmessung dient, b) eine metabolische Acidose durch intravenöse Zufuhr von Natriumbicarbonat oder T.H.A.M. [1] bekämpft werden, c) ist eine verlangsamte Herzfrequenz bei komplettem Herzblock durch Schrittmachertherapie zu heben und schließlich d) müssen Vasopressoren zugeführt werden.

Postoperative Flüssigkeitszufuhr: Vor Einführung der Hämodilution in die Perfusionstechnik hat man dazu geneigt, die Flüssigkeitszufuhr während des ersten und zweiten Tages einzuschränken (500 bis 750 ml/m² Körperoberfläche, Dextrose oder Wasser). Seit Verwendung der Hämodilution wird jedoch eine freiere Flüssigkeitszufuhr empfohlen (750—1000 ml/m² Körperoberfläche). Während des ersten und zweiten Tages hält man die Flüssigkeitsbilanz aufrecht [2], wonach die Zufuhr in freierer Weise erfolgt.

Herzversagen: Erhöhter Jugularisdruck, Lebervergrößerung und Sacral- oder Knöchelödem, weisen auf ein Rechtsherzversagen hin. Diuretica können, wenn nötig, der Glykosidbehandlung zugefügt wer-

---

[1] T.H.A.M. (oder T.R.I.S.) = Trishydroxymethylaminomethan.
[2] 100 cc = Invertzucker 5,0 g, Natriumchlorid 0,15 g, Kaliumchlorid 0,2 g; etwa 26 mÄq/l Natrium, 26 mÄq/l Kalium und 52 mÄq/l Chlorid.

den. Lebensgefährliche Arrhythmien und Digitalisintoxikation trifft man selten an. Sie können durch entsprechende Maßnahmen bekämpft werden [14].

Ein Linksherzversagen, wie es von HALLMAN u. COOLEY [113] beschrieben wurde, entsteht nach unserer Erfahrung nur bei unvollständig verschlossenem Ventrikelseptumdefekt. Die Symptome verschwinden sofort nach Reoperation und vollständigem Verschluß des Septumdefektes.

Antibiotica: Während der ersten zwei Tage vor dem Eingriff werden Penicillin (sofern zulässig) und Breitspektrumantibiotica, gewöhnlich Chloramphenicol, verabreicht und bis zur Entfernung der Hautnähte zugeführt.

Ansichten für und wider die Verwendung von Prothesen in der Ausflußbahn

Bei genügender distaler Entwicklung der Ausflußbahn genügt die Beseitigung der Stenose allein. Eine komplette Korrektur kann bei einem Letalitätsrisiko von weniger als 5% erreicht werden. Mangelnde Übereinkunft besteht nur bei ungenügender Entwicklung der Ausflußbahn. Eine der Möglichkeiten besteht in einem Palliativeingriff, der in der Hoffnung durchgeführt wird, daß sich der Ausflußtrakt mit der zunehmenden Lungendurchströmung entwickeln wird (s. o.). Ist jedoch eine Korrektur in einer Sitzung vorgesehen, so ergibt sich die Frage, ob eine Ausflußbahnprothese eingesetzt werden soll oder nicht.

Die Befürworter der einzeitigen Korrektur ohne Rekonstruktion der unterentwickelten Ausflußbahn des rechten Ventrikels [114] lehnen Fremdmaterial im rechten Ventrikel aus 3 Gründen ab:

1. Eine Prothese in der Ausflußbahn kann die Funktion des rechten Ventrikels stören.
2. Eine Pulmonalinsuffizienz wird in einigen Fällen unausweichlich sein.
3. Spätkomplikationen können durch eine Prothese in der Ausflußbahn entstehen.

Diese Einwände lassen sich jedoch entkräften.

1. Der rechte Ventrikel ist in idealer Weise dazu eingerichtet, große Blutvolumina bei niedrigen Auswurfdrucken zu fördern [115]. Weiterhin bewirkt eine vollständige Zerstörung der Vorderwand dieser Kammer unter experimentellen Bedingungen keine unmittelbare Störung der Zirkulation [116—118]. AUSTEN u. Mitarb. [119] zeigten bei Funktionsuntersuchungen des rechten Ventrikels, daß die Kammerfunktion durch eine Ausflußtraktprothese nur wenig mehr gestört ist als durch eine rechtsventrikuläre Incision.

Weiterhin hat man bei Reoperationen von Patienten mit Infundibulumresektion die wichtige Beobachtung gemacht, daß eine ausgedehnte

Fibrose des Myokards im Ausflußgebiet vorliegt, die nur wenig kontraktilen Muskel übrig läßt. Die Frage, ob eine Ausflußtraktprothese bei minimaler Infundibulumresektion oder eine ausgedehnte Infundibulumresektion ohne Prothesenverwendung die Funktion des rechten Ventrikels mehr stört, ist nicht entschieden. Die schließlich zu erwartenden Langzeitwirkungen müssen abgewartet werden.

2. Kein Zweifel kann bestehen, daß eine durch Prothesenimplantation über den Klappenring hinweg erzeugte Pulmonalinsuffizienz die Funktion des rechten Ventrikels stört [120]. Es bleibt abzuwarten, ob diese Insuffizienz schließlich ein nennenswertes Herzversagen erzeugt [121—123]. Eine Pulmonalinsuffizienz mag jedoch einem Restgradienten von einiger Größe am unterentwickelten Pulmonalklappenring vorzuziehen sein, d. h. einer fibrösen Verengung, die sich in späteren Jahren wahrscheinlich nicht erweitert.

Nach unserer Erfahrung läßt sich ein Jahr nach dem Eingriff klinisch oder durch Herzkatheterismus nur sehr wenig Pulmonalinsuffizienz feststellen, selbst wenn der Prothesenflecken über den Klappenring hinaus, ja sogar bis hinauf zur Bifurkation der Lungenschlagader reicht [124]. Andererseits bleibt bei einigen Patienten mit alleiniger Infundibulumresektion (mit oder ohne Pulmonalvalvotomie) eine mäßige pulmonale Obstruktion bestehen [125]. Ob die langzeitige Auswirkung einer Residualstenose oder einer Residualinsuffizienz besser vertragen wird, bleibt abzuwarten.

3. Das sehr seltene Vorkommen von Spätkomplikationen, wie Aneurysma oder Infektion der Ausflußtraktprothese [112, 126], ist erwähnenswert.

Die alleinige Infundibulumresektion bietet ebenso keine Sicherheit vor Spätkomplikationen, wie aortico-rechtsventrikuläre Fistel, Aneurysma der Ausflußbahn und Beschädigung der Aortenklappe.

Komplikationen der Operation

1. Frühkomplikationen

Wenige Tage nach der *kompletten* Korrektur entstehen bei den meisten Patienten erhöhter Jugularvenendruck und Hepatomegalie, und diese Symptome können manchmal über mehrere Wochen oder gar für dauernd anhalten. Dies trifft insbesondere zu, wenn schwere Pulmonalinsuffizienz erzeugt oder wenn der Ventrikelseptumdefekt nicht vollständig verschlossen worden ist. In der Regel besteht kein Grund zur Besorgnis; der Zustand spricht bald auf adäquate internistische Therapie an und das Herzversagen verschwindet. Herzglykoside können gewöhnlich 4—6 Wochen nach der Operation abgesetzt werden.

Die folgenden Komplikationen stehen in unmittelbarem Zusammenhang mit der chirurgischen Technik:

a) Mangelnde Beseitigung der Obstruktion des rechten Ventrikels. Es ist eine Frage der Beurteilung durch den Chirurgen, welcher Anteil der Obstruktion ohne spätere Schwierigkeiten belassen werden kann. Gelegentlich ist der ganze distale Lungengefäßbaum unzureichend entwickelt oder thrombosiert, so daß die Beseitigung der intrakardialen Behinderung wirkungslos bleibt. Der geschwächte rechte Ventrikel kann die Belastung nicht übernehmen, und der Tod im Herzversagen ist die Folge.

b) Excessive Muskelresektion oder übermäßig ausgedehnte Ventrikolotomie. Wird die Obstruktion vollständig beseitigt und der Defekt verschlossen, so werden sich hieraus wenig unmittelbare Konsequenzen ergeben. Bleibt jedoch eine nennenswerte Residualstenose bestehen oder der Defekt offen, so kann ein schwerwiegendes Herzversagen resultieren. Mit einer Aneurysmaentstehung im Bereich der Ventrikulotomie muß man nur bei persistierendem Ventrikelseptumdefekt rechnen.

c) Implantation einer Prothese. Unmittelbare Komplikationen bestehen in der Loslösung der Prothese mit Blutung oder Dissektion und Aneurysmabildung.

d) Eine excessive Pulmonalinsuffizienz ist bedeutungsvoll, besonders wenn mit Obstruktion des Ausflußtraktes oder einem persistierenden Defekt verknüpft.

e) Unvollständiger Verschluß des Ventrikelseptumdefektes. Ein Residualdefekt hat einen Links-rechts-Shunt mit erhöhter Lungendurchströmung zur Folge. Der rechte Ventrikel und das Lungengefäßbett sind an eine große Lungendurchströmung nicht angepaßt, so daß selbst bei relativ kleinen Kurzschlüssen und besonders bei geschwächter Herzkammer ein Rechtsherzversagen resultieren kann. Durch intensive Herztherapie können solche Patienten über die unmittelbar postoperative Phase hinweggebracht werden. Danach kommt es zu einer Spontananpassung. Wir haben einen Spontanverschluß eines solchen Defektes über einige Monate hinweg beobachtet.

f) Anomalien der Coronararterien. Gelegentlich verläuft ein großer Ast, gewöhnlich der rechten Coronararterie entstammend, über den Ausflußtrakt des rechten Ventrikels im unmittelbaren Bereich der üblichen Ventriculotomie. Dieser läßt sich im allgemeinen schonen. Verläuft dieses Gefäß jedoch in der Muskelsubstanz, so kann es mit verheerenden Folgen zufällig durchtrennt werden.

g) Kompletter Herzblock: Dieser muß unbedingt vermieden werden, da er eine der schwerwiegendsten Komplikationen im Zusammenhang mit Operationen bei Ventrikelseptumdefekten darstellt (s. S. 106).

h) Bakterielle Endokarditis.

i) Postkardiotomie-Syndrom.

j) Nach Palliativeingriffen stehen Frühkomplikationen im Zusammenhang mit der Größe der Anastomose. Wenn diese zu klein ist, kann es zu Thrombose oder unzureichender Lungendurchströmung kommen. Bei zu großer Anastomose kann Lungenödem entstehen.

2. Spätkomplikationen

Nach vollständiger Korrektur entstehen gelegentlich bestimmte Spätkomplikationen. Beschrieben wurden eine Aneurysmabildung im Prothesenbereich, besonders nach Infektion oder bei offenem Ventrikelseptumdefekt [112, 126]. Die Langzeitresultate einer Pulmonalinsuffizienz oder Residualobstruktion des rechten Ventrikels, die Auswirkung von Prothesen in der Ausflußbahn und im Ventrikelseptum stehen einer späteren Beurteilung offen.

Prophylaktische Maßnahmen gegen akute bakterielle Endokarditis müssen während des gesamten Lebens aufrechterhalten werden.

Bei *Palliativeingriffen*, wie z. B. künstlichen Kurzschlüssen, kann die Anastomose zu klein werden oder mit der Zeit und dem Wachstum des Patienten aufhören zu funktionieren. Eine zunehmende Verengung der Pulmonalklappe kann eintreten und zu einer erworbenen Pulmonalatresie führen. Bei sehr großen Shunts mit riesiger Pulmonaldurchblutung können sich Veränderungen in den Lungengefäßen entwickeln, die zu pulmonalem Hochdruck und schließlich zum „Eisenmenger-Syndrom" führen.

Fallotsche Tetralogie mit fehlender linker Pulmonalarterie

Es besteht meist entweder eine Pulmonalinsuffizienz oder die Pulmonalklappe fehlt. Von einem chirurgischen Eingriff ist wegen der schlechten postoperativen Ergebnisse im allgemeinen abgeraten worden. Von unseren beiden Patienten hat sich der eine durchgreifend gebessert, wogegen der andere an unbeeinflußbarem Herzversagen mit pulmonalem Hochdruck und Pulmonalinsuffizienz verstarb. Eine linke Pulmonalarterie findet man immer im Hilus dieser Lunge, so daß in einer zweiten Sitzung eine Prothese von diesem Gefäß zur Hauptpulmonalarterie einzusetzen ist.

Fallotsche Tetralogie mit korrigierter Transposition

Das große Problem besteht hier darin, daß ein kompletter Herzblock sehr leicht hervorgerufen wird. Eine Korrektur ist nur dann möglich, wenn der Defekt durch den rechten Vorhof verschlossen wird und die Stenose ohne rechtsseitige Ventriculotomie behandelt werden kann.

Fallotsche Tetralogie mit Vorhofseptumdefekt

Ein Foramen ovale oder ein echter Vorhofseptumdefekt sind oft zusätzlich vorhanden. Nach unserer Erfahrung ist es nicht notwendig, jedes Foramen ovale zu verschließen. Wegen des atrialen Links-rechts-

Shunts persistiert daher häufig, mindestens während des ersten Jahres, ein gewisser Grad von arterieller Untersättigung. Dieser Kurzschluß ist jedoch klein und ohne hämodynamische Bedeutung. Ein Rechts-links-Shunt ist während der unmittelbaren postoperativen Periode als Sicherheitsventil für den geschädigten rechten Ventrikel wahrscheinlich günstig. Eine große atriale Kommunikation muß in üblicher Weise verschlossen werden.

Die Fallotsche Tetralogie kann durch ein weites Spektrum anderer Leiden, wie Endokardkissendefekt, aortico-pulmonaler Fensterdefekt, Ductus arteriosus etc., kompliziert sein, aber dies ist selten. Ein rechtsseitiger Aortenbogen und eine doppelte Vena cava sind häufig, aber von geringer Bedeutung. Ersteres Leiden besitzt einige Bedeutung, da manche Chirurgen eine Anastomose zwischen Truncus brachiocephalicus und rechter Pulmonalis bevorzugen. Die letztgenannte Anomalie ist von Wichtigkeit, wenn man während der Kanülierung der Hohlvenen den Patienten an extracorporale Zirkulation nimmt.

Operationsergebnisse

Die komplette Korrektur der Fallotschen Tetralogie läßt sich mit einem vertretbar niedrigen Operationsrisiko durchführen (12% bei unseren ersten 100 Patienten). Das ideale Alter liegt zwischen 5 und 9 Jahren. In dieser Gruppe betrug unser Operationsrisiko 2%. Liegt eine schwere Fehlentwicklung des Ausflußtraktes vor, so muß der Chirurg bei der Operation entscheiden, ob er eine mäßige, aber immerhin signifikante Stenose bestehen läßt oder ob er die Stenose vollständig beseitigt und dafür eine nennenswerte Pulmonalinsuffizienz in Kauf nimmt. Die Zeit wird lehren, welche der beiden Vorgehensweisen die bessere ist.

Wir haben 100 unserer 121 Patienten, die das erste Jahr nach der Operation überlebten, rekatheterisiert. Über 1/3 der Kranken sind praktisch vollständig normalisiert worden, haben keinen Ventrikelseptumdefekt mehr und keine nennenswerte Obstruktion des Ausflusses aus dem rechten Ventrikel. 1/3 weist immer noch eine nennenswerte, aber mäßige Stenose auf und 1/3 der Kranken zeigt signifikante Pulmonalinsuffizienz. Der Prozentsatz der Kranken mit Kurzschlüssen auf Ventrikelebene könnte kleiner sein (1 von 7 in unserem Krankengut). Kompletter Herzblock war nur sehr selten vorhanden. Subjektiv gesehen war der klinische Erfolg immer äußerst eindrucksvoll; die Symptome verschwinden, das Wachstum nimmt sprunghaft zu, mit Gewichtszunahme und Wiederherstellung normaler Lebensaktivität. Schutz gegen bakterielle Infektion muß während des ganzen Lebens und besonders vor Maßnahmen an den Zähnen, wie Zahnextraktion und ebenso bei Infektionen, besonders des Halses, aufrechterhalten werden. Das Phonokardiogramm erweist sich als sehr brauchbar um abzuschätzen, ob ein vollständiger Verschluß des Septumdefektes erzielt worden ist

[128]. Wenn ein Residualgeräusch auf einem Ventrikelseptumdefekt beruht, beginnt es mit der Mitralkomponente des ersten Herztons. Bei verschlossenem Defekt setzt sich der Beginn des Geräusches, wegen des Rechtsschenkelblockes, deutlich von der Mitralkomponente ab.

Vor dem 4. Lebensjahr sind Palliativoperationen als temporäre Maßnahmen empfehlenswert, um den Patienten über einen kritischen Zeitraum hinwegzubringen, bis dann später eine elektive Korrektur unternommen werden kann. Dies kommt nur in Frage, wenn internistische Maßnahmen die Symptomatik nicht unter Kontrolle gebracht haben. Die Beseitigung einer Eisenmangelanämie und eine Überwachung des Zahnstatus sind von besonderer Wichtigkeit. Wiederholte schwere cyanotische Anfälle, ausgeprägte Polycythämie (Hämatokrit von 70%) oder darüber), erhebliche Wachstumsverlangsamung und ausgeprägte arterielle Untersättigung stellen besondere Indikationen zum chirurgischen Eingreifen dar. Da man es mit einer stark ausgewählten Patientengruppe zu tun hat, von denen viele im Kleinkindalter und allesamt schwer krank sind, muß man mit einer hohen Operationsletalität rechnen. Das Risiko kann durch sorgfältige Überwachung des Säurenbasenhaushalts und besonders durch Ausgleich von Acidose und Dehydration verhindert werden. In Zukunft wird es möglicherweise gelingen, die Operationsgefährdung durch Einsatz einer hyperbarischen Kammer zu reduzieren.

Pulmonalstenose mit intaktem Ventrikelseptum

(Pulmonalstenose mit normaler Aortenwurzel)

Eine isolierte Pulmonalstenose ist nicht selten, wenn sie auch oft mit anderen Anomalien einhergeht. Sie lag bei 9% der Patienten mit angeborenen Herzfehlern vor, welche in unserer Herzklinik untersucht wurden [2], und bei 8% der am Groote Schuur Hospital durchgeführten Operationen [1]. Das männliche und weibliche Geschlecht waren gleichermaßen befallen.

a) Klappenstenose

Die Stenose liegt in der Pulmonalklappe, am Klappenring oder an beiden Orten. Die Klappensegel sind miteinander verschmolzen und bilden eine Kuppel oder ein Diaphragma mit einer zentralen Öffnung. Poststenotische Dilatation der Lungenschlagader und der linken Pulmonalis ist gewöhnlich vorhanden. Das Ausmaß der Dilatation steht in keiner Beziehung zum Grad der Stenose. Eine geringe Stenose kann daher mit aneurysmaler Dilatation einhergehen und eine schwere Stenose mit kaum nennenswerter Vergrößerung.

b) Infundibulumstenose

Eine isolierte Infundibulumstenose ist selten. Gewöhnlich liegt ein Ventrikelseptumdefekt zusätzlich vor. Dieser kann anatomisch klein sein, wobei die klinischen und hämodynamischen Zeichen jene einer isolierten Pulmonalstenose sind. Bei großem Septumdefekt entsteht das Bild eines Ventrikelseptumdefekts mit Pulmonalstenose oder einer Fallotschen Tetralogie. Gelegentlich handelt es sich um einen anatomisch großen, aber funktionell kleinen Defekt, so daß seine hämodynamischen Wirkungen denjenigen einer isolierten Pulmonalstenose entsprechen, wogegen eine Tetralogieoperation erforderlich ist. Kontraktion des Septums um den Defekt oder partieller Verschluß des Defektes durch ein Segel der Tricuspidalklappe machen einen anatomisch großen zu einem funktionell kleinen Defekt.

c) Valvuläre und infundibuläre Stenose

Oft findet sich eine Obstruktion aufgrund valvulärer und infundibulärer Verengung. Dies ist gewöhnlich die Folge einer valvulären Stenose mit sekundärer Hypertrophie der Crista supraventricularis und der subvalvulären Muskulatur, welche reversibel sein kann. Nach Pulmonalvalvolotomie verlagert sich die Stenose aus der Klappe ins Infundibulum. Dabei entwickelt sich die hypertrophierte subvalvuläre Muskulatur rückläufig und die Obstruktion verschwindet. Die infundibuläre Verlegung kann in solchen Fällen als „funktionell" angesehen werden. Diese günstige Evolution tritt jedoch nicht immer ein, und eine Unterscheidung einer „funktionellen" von einer „organischen" Stenose ist vor wie während der Operation äußerst schwierig.

d) Zweigekammerter rechter Ventrikel

Gelegentlich kommt es zu einer derartig hochgradigen Hypertrophie der Muskelbänder im rechten Ventrikel, daß der rechte Ventrikel in zwei Kammern geteilt ist. Die abnormen Bündel überqueren die Höhlung des rechten Ventrikels [127]. Sie liegen proximal des Infundibulums und sind am Septum in Nähe des Tricuspidalringes verankert; auf diese Weise behindern sie den Hauptblutstrom von der Tricuspidal- zur Pulmonalklappe. Der rechte Ventrikel ist somit in den proximalen Anteil des Sinus der rechten Kammer und einen apikalen Abschnitt unterteilt. Diese Anomalie geht gewöhnlich mit einem Ventrikelseptumdefekt einher, kann aber auch bei isolierter Pulmonalstenose vorkommen. Es ist von besonderer Bedeutung für den Chirurgen, auf diese Veränderung aufmerksam zu werden, denn bei ersterer Situation kann der scheinbare Ventrikelseptumdefekt tatsächlich die Verbindung zwischen den beiden Kammern des rechten Ventrikels sein. In letzterem Fall ist das Ausmaß der Obstruktion des Infundibulums nicht groß genug, um die klinischen und hämodynamischen Befunde zu erklären. Der Schlüssel zur Diagnose liegt in der Schwierigkeit, nach Eröffnung der Ausflußbahn des rechten Ventrikels die Tricuspidalklappe zu finden. Die abnorme Muskelmasse liegt zwischen der Klappe und dem Infundibulum. Das Fortbestehen eines hohen rechten Kammerdruckes nach adäquater Pulmonalvalvolotomie oder Infundibulumresektion kann auch auf dieser Anomalie beruhen. Durch Angiokardiographie des rechten Ventrikels kann das Leiden vor dem Eingriff erkannt werden.

e) Supravalvuläre Stenose

Die Pulmonalis kann distal der Pulmonalklappe oder an ihrer Bifurkation stenosiert sein. Ebenso kommt eine Stenose der rechten, der linken oder beider Pulmonalarterien vor, und multiple Stenosen in den distalen Ästen der Lungenarterien sind beschrieben worden. Die Stenose oder die Stenosen sind gewöhnlich geringgradig und nur selten schwer genug, um eine Überlastung des rechten Ventrikels zu erzeugen. Extreme Stenose oder Atresie einer Pulmonalarterie kommen selten vor.

Hämodynamik der Pulmonalstenose bei intaktem Ventrikelseptum

Der hämodynamische Befund wird bestimmt vom Schweregrad der Stenose, dem Zustand der Tricuspidalklappe und der Öffnung im Vorhofseptum. Bei geringgradiger Stenose kommt es zu rechtsventrikulärer Hypertension bei normalem pulmonalem Durchfluß und Druck. Liegt eine hochgradige Stenose vor, so können sich die Drücke im rechten und linken Ventrikel entsprechen, aber die hämodynamische Anpassung ist gewöhnlich ausreichend, so daß normale Lungendurchströmung und normaler Pulmonalarteriendruck bestehen bleiben. Sofern es sich um eine extreme Stenose handelt, kann der Druck im rechten Ventrikel denjenigen im linken bei weitem übertreffen, wobei die Lungendurchblutung gewöhnlich in Ruhe reduziert ist, wenn auch der Pulmonalisdruck normal bleibt. Bei geschlossenem Foramen ovale kommt es zum Herzversagen ohne Cyanose. Sind die Ränder des Foramen ovale nicht verschmolzen, so führt die Vergrößerung des rechten Vorhofs zu einer Ausdehnung des Foramen. Der Füllwiderstand der rechten Kammer ist stark vermehrt, so daß sich der linke Ventrikel leichter füllt als der rechte. Als Folge entsteht ein Rechts-links-Shunt auf Vorhofebene, der das rechte Herz dekomprimiert und Cyanose hervorruft. Die größere Steife des rechten Ventrikels muß nicht unbedingt auf einer Hypertrophie der rechten Kammer beruhen. Ohne ausgeprägte Hypertension des rechten Ventrikels können zusätzlich eine Tricuspidalstenose oder eine Hypoplasie des rechten Ventrikels denselben Effekt haben.

Klinisches Bild

Das häufigste Merkmal besteht in einem systolischen Geräusch und einem Schwirren in der Pulmonalisgegend bei vollständig asymptomatischem Patienten. Wegen der Geräusche wird man auf das Herz aufmerksam. Die Stenose ist, bei normaler Lungendurchblutung und mäßiger Hypertension im rechten Ventrikel, geringgradig oder mäßig [14]. Liegt jedoch eine schwere Stenose vor, so bestehen die Symptome hauptsächlich aus Ermüdbarkeit, Leistungsdyspnoe, verminderter Toleranz gegenüber körperlicher Anstrengung, Arbeitsunfähigkeit und selten einer Angina pectoris. Selten kommt es zu Verzögerung von Wachstum und Entwicklung, aber Hyperteleorismus kann gleichzeitig bestehen. Im allgemeinen ist ein Stauungsherzversagen nach dem Kleinkindalter selten. Es entwickelt sich gewöhnlich im späteren Leben. Wie auf S. 58 angeführt, hängt die Cyanose vom Bestehen eines Vorhofseptumdefektes, gewöhnlich einem überdehnten Foramen ovale, ab und ebenso von einem Rechtsherzversagen. Trommelschlegelphänomen und Polycythämie stehen in Beziehung zum Grad der Cyanose. Cyanotische Attacken und Hockerstellung gehören zum Bild der Tetralogie und finden sich weniger häufig bei Pulmonalstenose mit intaktem Ventrikelseptum.

Bei der Untersuchung zeigt sich eine normale Entwicklung, und es fällt nichts Besonders bezüglich der Form des Brustkorbes, des Pulses oder des Blutdrucks auf. Oft ist die Untersuchung des Jugularvenenpulses ergiebig, da eine dominierende oder riesige „a"-Welle einen wertvollen Hinweis auf die Pulmonalstenose liefert. Diese Wellenform wird bei diesem Leiden häufiger gefunden als bei pulmonaler Hypertension oder anderen Anomalien.

Bei der Palpation fühlt man ein Schwirren im Pulmonalisgebiet, aber der Schluß der Semilunarklappen kann nicht festgestellt werden. Wegen des anhaltenden parasternalen Hebens läßt sich die manchmal ausgeprägte Kardiomegalie als dem rechten Ventrikel zugehörig erkennen. Die Herzgröße wechselt bemerkenswert und steht in Beziehung zum Ausmaß des Herzversagens, aber nicht zum Gradienten. So kann eine äußerst schwerwiegende Stenose mit konzentrischer Hypertrophie des rechten Ventrikels, aber ohne Dilatation und daher ohne wesentliche Kardiomegalie, vorliegen. Eine Tricuspidalinsuffizienz kann zum Anstieg der Herzgröße beitragen und schwer zu erkennen sein. Ein Auswurfgeräusch mit Schwirren ist das typische Zeichen einer Pulmonalstenose, wobei der Ort höchster Intensität über dem Pulmonalisgebiet und im ersten linken Intercostalraum liegt. Das Geräusch setzt sich weithin fort, insbesondere nach hinten in den Verlauf der Pulmonalarterien, in die Halsregion und zur Herzspitze. Bei infundibulärer Stenose hört man das Geräusch häufig weit unten im 4. linken Intercostalraumes, wobei es einen Ventrikelseptumdefekt oder eine Tricuspidalinsuffizienz vortäuschen kann. Die Schwere der Stenose läßt sich am besten an der Länge des systolischen Geräusches und am Ausmaß der Spaltung des zweiten Herztones ermessen. Im Gegensatz zur Tetralogie ist die Stenose um so schwerer, je länger das Geräusch und je breiter die Spaltung. Dies leuchtet insofern ein, als die rechtsventrikuläre Systole durch Überwindung der Verengung verlängert ist, wogegen die Systole der linken Kammer unverändert bleibt. Indem die Stenose enger wird, nimmt die Systole der rechten Kammer zu, das Geräusch dehnt sich aus, überschattet den Aortenanteil des zweiten Herztons und verbreitert die

Spaltung. Manchmal erweist sich die Inhalation von Amylnitrit als wertvoll, da hierdurch das Geräusch bei geringer und mäßiger Stenose verstärkt wird. Arbeitet jedoch die Kammer maximal wie bei schwerer Stenose, so wird sich das Geräusch nicht verändern. Eine Cyanose besteht gewöhnlich bei schwerwiegender Stenose. Ein sehr lang ausgedehntes Geräusch bei einem cyanotischen Patienten weist auf dieses Leiden und nicht auf Tetralogie hin, besonders, wenn die Aortenkomponente des zweiten Herztons nicht erkennbar ist. Bei supravalvulärer und distaler Pulmonalarterienstenose findet man häufig eine besonders breite Spaltung des zweiten Herztons, wobei die Pulmonalkomponente verstärkt sein kann. Liegt eine schwerwiegende Stenose vor, weist das systolische Geräusch ein spätes Anwachsen auf. Wie bei der Aortenisthmusstenose dehnt es sich über den zweiten Ton hinaus in die Diastole aus und erzeugt so ein kontinuierliches Geräusch. Das Geräusch strahlt gewöhnlich entlang den Pulmonalgefäßen aus und kann vorne und hinten über den Brustkorb gut gehört werden.

Andere Befunde, die die Unterscheidung zwischen isolierter Pulmonalstenose und Tetralogie erleichtern, sind das häufige Vorhandensein eines Vorhofgalopps, gelegentlich eines atrialen systolischen (präsystolischen) Geräusches und eines häufig hörbaren pulmonalen Auswurf-„Klicks".

Das Elektrokardiogramm der isolierten Pulmonalstenose zeigt rechtsatriale und rechtsventrikuläre Hypertrophie unterschiedlichen Ausmaßes. Es besteht eine grobe Korrelation zwischen dem Ausmaß der Hypertrophie der rechten Kammer und dem Schweregrad des Leidens. Die meisten Patienten mit schwerer Stenose besitzen hochgradige elektrokardiographische Zeichen einer rechtsventrikulären Hypertrophie mit einer qR-Welle in VI und invertierten T-Wellen in den vorderen Brustwandableitungen. Dieses Bild findet man selten bei der Tetralogie. Der radiologische Befund ist eindeutig. Die rechte Herzhälfte erweist sich manchmal als ganz erheblich vergrößert (Abb. 41), der rechte Vorhof, der rechte Ventrikel, Pulmonalishauptstamm und linke Pulmonalarterie sind dabei besonders ausgeprägt. Die poststenotische Dilatation der Pulmonalis ist charakteristisch und unterscheidet das Leiden von der Tetralogie. Die Pulmonalgefäße sind, außer bei schwerer Stenose, normal. Bei der Durchleuchtung sieht man manchmal Pulsationen im Pulmonalishauptstamm und der linken Pulmonalis als Folge des Düseneffektes der Stenose, aber diese Pulsationen sind nicht ausgeprägt. Bei der Infundibulumstenose kann man oft eine Infundibulumkammer erkennen und die Pulmonalis ist nicht erweitert.

Die Schwere der Stenose, der Ort der Obstruktion und die Lokalisation des intrakardialen Shunts lassen sich am besten durch Herzkatheterisierung und Angiokardiographie ermitteln. Wir führen diese Untersuchungsverfahren immer durch, wenn ein chirurgischer Eingriff in Betracht kommt.

Differentialdiagnose

1. Fallotsche Tetralogie. Diese bietet die häufigsten Schwierigkeiten, besonders bei cyanotischen Patienten. Die wichtigen Unterscheidungsmerkmale wurden oben dargestellt. Selbst mit den heute verfügbaren, ausgedehnten und fortschrittlichen Methoden kann ein Ventrikelseptumdefekt gelegentlich übersehen werden. Der Chirurg muß diese Möglichkeit stets im Auge haben. Wenn die Stenose im Infundibulum liegt, entstehen keine Probleme, da der Ventrikel ohnehin inzidiert werden muß und ein etwa vorhandener Septumdefekt gewöhnlich sofort erkannt wird.

2. Ventrikelseptumdefekt mit oder ohne Pulmonalstenose (s. S. 95).

3. Vorhofseptumdefekt mit Pulmonalstenose (s. S. 58).

4. Ebsteins Anomalie: Das Geräusch der Tricuspidalinsuffizienz kann klinisch mit einer Infundibulumstenose verwechselt werden, und auch bei der Röntgenuntersuchung können sich die Leiden sehr ähneln. Bei beiden bestehen klare Lungenfelder, erhebliche rechtsatriale Vergrößerungen, und das Herz lädt nach links aus. Das Elektrokardiogramm ist hilfreich.

5. Hypoplasie des rechten Ventrikels.

6. Schwere Pulmonalstenose mit Aortenstenose.

Eine kombinierte Stenose beider Semilunarklappen ist selten. Man sollte bei einem Patienten mit dem klinischen Bild einer isolierten Pulmonalstenose, der zusätzlich die Zeichen einer linksventrikulären Vergrößerung bietet, an diese Möglichkeit denken. Hinweise liefert ein Ausstrahlen des Geräusches auf die rechte Sternumseite und in den Halsbereich. Die Diagnose läßt sich nur durch Herzkatheterisierung stellen und auch nur dann, wenn sowohl der rechte wie der linke Ventrikel sondiert werden. Andere Anomalien wie Ventrikelseptumdefekt und korrigierte Transposition bestehen gelegentlich gleichzeitig.

Operationsindikationen

Die Operationsindikation ist im allgemeinen ganz einfach, wenn eine hochgradige Stenose vorliegt und der Druck im rechten Ventrikel denjenigen im linken erreicht oder gar überschreitet. Symptome und ungünstige Zeichen fehlen jedoch bei geringeren Graden der Stenose. Bevor man eine chirurgische Behandlung ins Auge faßt, sollte ein Gradient von mindestens 50 mm Hg unter Ruhebedingungen bei der Herzkatheterisation gemessen werden. Liegt der Gradient unter 50 mm Hg und ist das Herzzeitvolumen dabei normal, so besteht kein Anlaß für irgendwelche Therapie mit Ausnahme einer prophylaktischen Behandlung gegen bakterielle Endokarditis.

Ein chirurgischer Eingriff sollte zwischen dem 3. und 20. Lebensjahr vorgenommen werden. Die Operation darf, sobald eine klare Operationsindikation besteht, nicht zu weit hinausgeschoben werden. Beim älteren Patienten entwickelt sich eine Fibrose des rechten Ventrikels mit Verringerung von Dehnbarkeit und Leistung der rechten Kammer, die zu irreversiblen Veränderungen führt.

In Abwesenheit eines Herzversagens ist mit guten Operationsresultaten zu rechnen und das unmittelbare Risiko liegt niedrig. Eine Infektionsprophylaxe muß immer aufrechterhalten werden, besonders vor Zahnbehandlung. Die Dauerresultate einer Residualstenose oder -insuffizienz sind abzuwarten.

Die Chirurgie der Pulmonalstenose mit intaktem Ventrikelseptum

Die chirurgische Technik, die wir zur Beseitigung einer Pulmonalklappen- und Infundibulumstenose anwenden, ist auf S. 124 beschrieben worden. Im Gegensatz zur Fallotschen Tetralogie ist es selten notwendig, einen Prothesenflecken in die Ausflußbahn einzusetzen oder über den Klappenring hinaus zu inzidieren. Das Hauptproblem ergibt sich aus der Pulmonalklappenstenose. Eine Ventriculotomie ist zur Durchführung der Infundibulumresektion bei infundibulärer Stenose immer notwendig. Für die Behandlung einer Pulmonalklappenstenose ist sie selten erforderlich. Die Entscheidung für oder wider eine Ventriculotomie beruht auf dem Verhalten des rechten Ventrikels nach alleiniger Pulmonalklappensprengung. Fällt der Druck im rechten Ventrikel erheblich, so wird die Frage einer Ventriculotomie nicht aufkommen. Bleibt der Druck jedoch unverändert oder steigt er sogar, so haben wir es vorgezogen, eine Infundibulumresektion durchzuführen. Es ist eine Frage der Beurteilung durch den Chirurgen, wieviel Muskulatur zu entfernen ist, wobei man darauf achtet, daß der rechte Ventrikel nicht übermäßig geschwächt wird. Einige Chirurgen halten eine Resektion für überflüssig und glauben, daß eine Resorption überschüssiger Muskulatur immer eintritt. Dies widerspricht jedoch unserer Erfahrung.

Verschluß einer begleitenden Vorhofseptumkommunikation. Gewöhnlich besteht diese in einem überdehnten Foramen ovale. In Abwesenheit eines Rechtsherzversagens und eines durch den Eingriff hervorgerufenen Schadens der rechten Kammer verschließt man das Foramen ovale. Wenn ein chronisches Herzversagen vorgelegen hat oder eine ausgiebige Infundibulumresektion durchgeführt werden mußte, wird der Verschluß unterlassen.

Postoperative Behandlung: Diese richtet sich nach den Regeln der Behandlung der Fallotschen Tetralogie, wie auf S. 130 beschrieben.

Operationsergebnisse bei isolierter Pulmonalstenose

Bei schwerkranken Kleinkindern mit hochgradiger Pulmonalstenose und intaktem Ventrikelseptum besteht die Behandlung der Wahl in einer Valvulotomie bei Hohlvenenabklemmung und Hypothermie. Alle anderen Operationen erfordern den Einsatz der extracorporalen Zirkulation.

48 Patienten mit valvulärer Stenose haben wir unter extracorporalem Bypass operiert. Eine pulmonale Valvulotomie allein wurde in 38, eine zusätzliche Infundibulumresektion bei 10% durchgeführt. Eine Prothese entlang der Ausflußbahn, über den Klappenring hinausreichend, war bei 2 Kranken notwendig. Die Indikation zur Infundibulumresektion ergab sich aus dem Ausbleiben eines entsprechenden Abfalls des rechtsventrikulären Druckes nach alleiniger Pulmonalvalvulotomie oder bei Vorliegen einer ausgeprägten Infundibulumhypertrophie. Zwei Todesfälle traten auf, und zwar bei Kranken, bei welchen eine schwere subaortale Stenose bzw. eine Fibroelastose zusätzlich vorlagen. Bei 13 Patienten bestanden ein Vorhofseptumdefekt oder ein offenes Foramen ovale. Diese Defekte wurden, soweit notwendig, während des Eingriffes verschlossen. 22 der Kranken wurden rekatheterisiert, wobei sich nur 2 enttäuschende Ergebnisse feststellen ließen. Bei einem Kranken war nur eine Pulmonalvalvulotomie durchgeführt worden und die Obstruktion in den Infundibulumbereich verlagert. Der andere Patient hat seine Leistungsunfähigkeit, wahrscheinlich aufgrund irreversibler Fibrose des rechten Ventrikels, beibehalten.

Von 10 Patienten mit schwerer Infundibulumstenose verstarb einer. 7 der 9 übrigen Kranken wurden nachuntersucht. Alle Patienten zeigten erhebliche Besserung, wenn auch der Gradient nicht immer verschwunden war.

Literatur

1. Schrire, V., W. Beck, and C. N. Barnard: An analysis of cardiac surgery at Groote Schuur and Red Cross War Memorial Children's Hospitals, Cape Town for the fourteen years April 1951—April 1965. S. Afr. med. J. 40, 461 (1966).
2. — Experience with congenital heart disease at Groote Schuur Hospital, Cape Town. S. Afr. med. J. 37, 1175 (1963).
3. Tubbs, O. S.: Patent ductus arteriosus complicated by subacute bacterial endocarditis, treated by ligation of the ductus. Proc. roy. Soc. Med. 36, Parts 1 and 2, 175 (1942—43).
4. Boerema, I.: Open Botalli's duct complicated by marked pulmonary hypertension. Closure by means of a slow ligature. Minerva cardioangiol. europ. 7, 213 (1959).
5. Fontana, R. S., and J. Edwards: Congenital cardiac disease. Philadelphia: W. B. Saunders Co., 1962, p. 28.
6. Gross, R. E.: Complete division for the patent ductus arteriosus. J. thor. Surg. 16, 314 (1947).
7. —, and L. A. Longino: The patent ductus arteriosus. Circulation 3, 125 (1951).
8. Potts, W. J., S. Gibson, S. Smith, and W. L. Riker: Diagnosis and surgical treatment of patent ductus arteriosus. Arch. Surg. 58, 612 (1949).

9. BLALOCK, A.: Operative closure of patent ductus arteriosus. Surg. Gynec. Obst. **82**, 113 (1946).
10. GROSS, R. E.: The patent ductus arteriosus. Amer. J. Med. **12**, 472 (1952).
11. SCOTT, H. W.: Surgical treatment of patent ductus arteriosus in childhood. Surg. Clin. N. Amer. **32**, 1299 (1952).
12. WATERMAN, D. A., P. C. SAMPSON, and C. P. BAILEY: Surgery of patent ductus arteriosus. Dis. Chest. **29**, 102 (1956).
13. SCHRIRE, V., and R. ASHERSON: Arteritis of the aorta and its major branches. Quart. J. Med. **33**, 439 (1964).
14. — Clinical cardiology. London: Staples Press 1966, p. 214, 232.
15. CLAGETT, O. T., J. W. KIRKLIN, and J. E. EDWARDS: Anatomic variations and pathologic changes in coarctation of the aorta. Surg. Gynec. Obst. **98**, 103 (1954).
16. GROSS, R. E.: Surgical treatment for coarctation of the aorta. Surg. Gynec. Obst. **86**, 756 (1948).
17. GERBODE, F., W. J. KERTH, E. F. SABAR, A. SELZER, and J. J. OSBORN: The operative treatment of congenital heart lesions in adults. J. thor. cardiovasc. Surg. **48**, 601 (1964).
18. BLALOCK, A., and E. A. PARK: The surgical treatment of experimental coarctation (atresia) of the aorta. Ann. Surg. **119**, 445 (1944).
19. POTTS, W. J.: Technique of resection of coarctation of the aorta with the aid of new instruments. Ann. Surg. **131**, 466 (1950).
20. BROOKS, J. W.: Aortic resection and anastomosis in pups studied after reaching adulthood. Ann. Surg. **132**, 1035 (1950).
21. CLATWORTHY, W. H., Y. SAKO, T. C. CHISHOLM, C. CULMER, and R. L. VARCO: Thoracic aorta coarctations. Surgery **28**, 245 (1950).
22. JOHNSON, J., C. K. KIRBY, M. W. ALLAM, and W. HAGAN: The growth of vascular anastomoses with continuous and interrupted anterior silk suture. Surgery **29**, 721 (1951).
23. POTTS, W. J., and W. L. RIKER: Study of growth of aortic-pulmonary anastomoses. Surg. Gynec. Obst. **94**, 358 (1952).
24. HURWITT, E. S., and M. A. ROSENBLATT: Observations on the growth of aortic anastomoses in puppies. Arch. Surg. **70**, 491 (1955).
25. MOSS, A. J., F. H. ADAMS, B. J. O'LOUGHLIN, and W. J. DIXON: The growth of normal aorta and of the anastomotic site in infants following surgical resection of coarctation of the aorrta. Circulation **19**, 338 (1959).
26. GROSS, R. E.: Treatment of certain aortic coarctations by homologous grafts. Ann. Surg. **134**, 753 (1951).
27. BLALOCK, A.: A consideration of some of the problems in cardiovascular surgery. J. thor. Surg. **21**, 543 (1951).
28. SEALY, W. C., J. S. HARRIS, W. G. YOUNG, and H. A. CALLAWAY: Paradoxical hypertension following resection of coarctation of the aorta. Surgery **42**, 135 (1957).
29. LePERE, R. M.: Reactive hypertension and post-operative complications of resection of the aorta for coarctations. Guy's Hosp. Reports. **106**, 128 (1957).
30. CLELAND, W. P., T. B. COUNIHAN, J. F. GOODWIN, and R. E. STEINER: Coarctation of the aorta. Brit. med. J. **2**, 379 (1956).
31. HARLEY, H. R. S.: The sinus venosus type of interatrial septal defect. Thorax **13**, 12 (1958).
32. LEWIS, F. J.: High defects of the atrial septum. J. thor. Surg. **36**, 1 (1958).
33. JACKSON, A., and P. E. GARBER: Ostium primum. Amer. Heart J. **55**, 637 (1958).

34. BLOUNT, S. G., O. J. BALCHUM, and G. GENSINI: The persistent ostium primum atrial septal defect. Circulation 13, 499 (1956).
35. KIELY, B., P. ADAMS, R. C. ANDERSON, and R. G. LESTER: The ostium primum syndrome. J. Dis. Childhood 96, 381 (1958).
36. SCHRIRE, V., and L. VOGELPOEL: Atrial septal defect. Amer. Heart J. 68, 263 (1964).
37. —, W. BECK, L. VOGELPOEL, M. NELLEN, and C. N. BARNARD: Atrial septel defect. Part 2. Endocardial cushion defects. S. Afr. med. J. 37, 849 (1963).
38. FOUCHE, R., V. SCHRIRE, and W. BECK: The roentgenologic assessment of the degree of left-to-right shunt in secundum type atrial septal defect. Amer. J. Roentgenol. 89, 254 (1963).
39. BARON, M. G., B. S. WOLF, L. STEINFIELD, and L. H. S. VAN MIEROP: Endocardial cushion defects. Specific diagnosis by angiocardiography. Amer. J. Cardiol. 13, 162 (1964).
40. SCHRIRE, V., W. BECK, L. VOGELPOEL, M. NELLEN, and C. N. BARNARD: Atrial septaf defect. Part 1. Secundum and sinus venosus defects. S. Afr. med. J. 37, 737 (1963).
41. TAUSSIG, H. B.: Congenital malformations of the heart. Cambridge: Harvard University Press 1960, p. 662.
42. WOLF, P. S., J. H. K. VOGEL, A. PRYOR, and S. G. BLOUNT: Atrial septal defects in patients over forty-five. Merits of surgical versus medical therapy. Circulation 32, 11 (1965).
43. KOCH, W.: Weitere Mitteilung über den Sinusknoten des Herzens. 13 Tag. Verh. dtsch. pathol. Ges., Leipzig 1909.
44. McGOON, D. C., J. W. DUSHANE, and J. W. KIRKLIN: The surgical treatment of endocardial cushion defects. Surgery 46, 185 (1959).
45. BARNARD, C. N., and V. SCHRIRE: The surgical correction of endocardial cushion defects. Surgery 49, 500 (1961).
46. —, M. B. McKENZIE, and D. R. DE VILLIERS: The electrical pulse duplicator — its use in testing valve prostheses with special reference to the aortic and mitral valves. S. Afr. med. J. 33, 859 (1959).
47. — —, and V. SCHRIRE: A surgical approach to mitral insufficiency. Brit. J. Surg. 48, 655 (1961).
48. WAKAI, C. S., and J. E. EDWARDS: Developmentary and practical consideration in persistent common atrioventricular canal. Proc. Staff Meet. Mayo Clin. 31, 487 (1956).
49. EDWARDS, J. E.: The problem of mitral insufficiency caused by accessory chordae tendinae in persistent common atrioventricular canal. Proc. Staff Meet. Mayo Clin. 35, 299 (1960).
50. BAILEY, C. P., D. F. DOWNING, G. D. GECKELER, W. LITKOFF, H. GOLDBERG, J. C. SCOTT, O. JANTON, and H. P. REDONDO-RAMIREZ: Congenital interatrial communications: clinical and surgical considerations with a description of a new surgical technique: atrio-septo-pexy. Ann. intern. Med. 37, 888 (1952)
51. —, H. E. BOLTON, W. L. JAMISON, and W. B. NEPTUNE: Atrio-septo-pexy for interatrial septal defects. J. thor. Surg. 26, 184 (1953).
52. WATKINS, E., and R. E. GROSS: Experiences with surgical repair of atrial septal defect. J. thor. Surg. 30, 469 (1955).
53. BAHNSON, H. T.: Accomplishments and possibilities in cardiovascular surgery. Amer. J. Roentgenol. 76, 730 (1956).
54. SONDERGAARD, T.: Closure of atrial septal defects. Acta chir. scand. 107, 492 (1954).

55. GROSS, R. E., E. WATKINS, A. A. POMERANZ, and E. I. GOLDSMITH: A method for surgical closure of interauricular septal defects. Surg. Gynec. Obstet. **96**, 1 (1953).
56. KIRKLIN, J. W., H. J. C. SWAN, E. H. WOOD, H. B. BURCHELL, and J. E. EDWARDS: Anatomic, physiologic and surgical considerations in repair of interatrial communications in man. J. thor. Surg. **29**, 37 (1955).
57. McGOON, D. C., H. J. C. SWAN, R. O. BRANDENBURG, D. C. CONNOLLY, and J. W. KIRKLIN: Atrial septal defect: factors affecting the surgical mortality rate. Circulation **19**, 195 (1959).
58. BARRATT-BOYES, B. G.: The results of repair of atrial septal defect using the atrial well method. Ann. roy. Coll. Surg. Engl. **33**, 209 (1963).
59. EFFLER, D. B., and L. K. GROVES: Pitfalls in the surgical closure of atrial septal defect. Cleveland Clin. Quart. **28**, 166 (1961).
60. KIRKLIN, J. W., D. C. McGOON, and J. W. DUSHANE: Surgical treatment of ventricular septal defect. J. thor. cardiovasc. Surg. **40**, 763 (1960).
61. VOGELPOEL, L., V. SCHRIRE, M. NELLEN, A. SWANEPOEL, and W. BECK: The atypical systolic murmur of minute ventricular septal defect and its recognition by amyl nitrite and phenylephrine. Amer. Heart J. **62**, 101 (1959).
62. ROKITANSKY, K. F.: Die Defecte der Scheidewand des Herzens. Wien: Wilhelm Braumüller 1875.
63. SPITZER, A.: Über den Bauplan des normalen und mißbildeten Herzens. Virchow Arch. **243**, 81—271 (1923).
64. ABBOTT, M. E.: Atlas of congenital cardiac disease. American Heart Association 1936.
65. PATTEN, B. M.: Human embryology. Philadelphia and Toronto: Blakiston Co. 1953.
66. HAMILTON, W. J., J. D. BOYDE, and H. W. MAUSMAN: Human embryology. Baltimore: Williams and Wilkins Co. 1952.
67. WARDEN, H. E., R. E. DEWALL, M. COHEN, R. L. VARCO, and C. W. LILLEHEI: A surgical-pathologic classification for isolated VSD's and for those in Fallot's tetralogy based on observations made on 120 patients during repair under direct vision. J. thor. Surg. **33**, 21 (1957).
68. MUSTARD, T. W.: The operative closure of ventricular septal defects in childhood. Postgrad. med. J. **37**, 653 (1961).
69. SCHRIRE, V., L. VOGELPOEL, W. BECK, M. NELLEN, and A. SWANEPOEL: Ventricular septal defect. The clinical spectrum. Brit. Heart J. **27**, 813 (1965).
70. HOFFMAN, J. I. E., and A. M. RUDOLPH: The natural history of ventricular septal defects in infancy. Amer. J. Cardiol. **16**, 634 (1965).
71. BLOOMFIELD, D. K.: The natural history of ventricular septal defect in patients surviving infancy. Circulation **29**, 914 (1964).
72. McGOON, D. C.: Closure of patent ductus during open heart surgery. J. thor. cardiov. Surg. **48**, 456 (1964).
73. KIRKLIN, J. W., and A. W. SILVER: Technic of exposing the ductus arteriosus prior to establishing extracorporeal circulation. Proc. Staff Meet. Mayo Clin. **33**, 423 (1958).
74. McGOON, D. C., T. H. ALLEN, and E. A. MOFFITT: Decreased mortality rate in open heart surgery. Arch. Surg. **88**, 681 (1964).
75. MOULDER, P. V., R. G. THOMPSON, C. A. SMITH, B. L. SIEGEL, and W. E. ADAMS: Cardiac surgery with hypothermia and acetylcholine arrest. J. thor. Surg. **32**, 360 (1956).

76. COOLEY, D. A., B. A. BELMONTE, M. E. DEBAKEY, and J. R. LATSON: Temporary extracorporeal circulation in the surgical treatment of cardiac and aortic disease. Ann. Surg. 145, 898 (1957).
77. STIRLING, G. R., P. H. STANLEY, and C. W. LILLEHEI: The effects of cardiac bypass and ventriculotomy upon right ventricular function. Surg. Forum 8, 433 (1957).
78. KAY, J. H., R. M. ANDERSON, P. TOLENTINO, P. DYKSTRA, M. J. SHAPIRO, J. E. MEIHAUS, and O. MAGIDSON: The surgical repair of high pressure ventricular septal defects through the right atrium. Surgery 48, 65 (1960).
79. HUFNAGEL, C. A., and P. W. CONRAD: Transaortic repair of ventricular septal defects. Amer. J. Surg. 110, 448 (1965).
80. STARR, I., W. A. JEFFERS, and R. H. MEADE: The absence of conspicuous increments of venous pressures after severe damage to the right ventricle of the dog. Amer. Heart J. 26, 291 (1953).
81. KAGAN, A.: Dynamic responses of the right ventricle following extensive damage by cauterisation. Circulation 5, 816 (1952).
82. MARCH, H. W., J. K. ROSS, W. L. WEIRICH, and F. GERBODE: The influence of the ventriculotomy site on the contraction and function of the right ventricle. Circulation 24, 572 (1961).
83. HALLMAN, G. L., D. A. COOLEY, R. R. WOLFE, and D. G. MCNAMARA: Surgical treatment of ventricular septal defect associated with pulmonary hypertension. J. thor. cardiov. Surg. 48, 588 (1964).
84. GERBODE, F., W. J. KERTH, E. F. SABAR, A. SELZER, and J. J. OSBORN: The operative treatment of congenital heart lesions in adults. J. thor. cardiov. Surg. 48, 601 (1964).
85. STONEY, R. J., and B. B. ROE: Ventricular function after induced, intermittently ischemic ventricular fibrillation: effect of moderate hypothermia. J. thor. cardiov. Surg. 48, 838 (1964).
86. MCKENZIE, M. B., and C. N. BARNARD: Induced ventricular fibrillation. An experimental study with special reference to the use of this technique for the prevention of systemic air embolism. S. Afr. J. Lab. clin. Med. 6, 171 (1960).
87. SPENCER, F. C., N. P. ROSSI, SHAO-CHI YU, and J. A. KOEPKE: The significance of air embolism during cardiopulmonary bypass. J. thor. cardiov. Surg. 49, 615 (1965).
88. SCOTT, R. C., J. MCGUIRE, S. KAPLAN, N. O. FOWLER, R. S. GREEN, L. Z. GORDON, R. SHABETAI, and D. D. DAVOLOS: The syndrome of ventricular septal defect with aortic insufficiency. Amer. J. Cardiol. 2, 530 (1958).
89. STARR, A., V. MENASHE, and C. DOTTER: Surgical correction of aortic insufficiency associated with ventricular septal defect. Surg. Gynec. Obstet. 111, 71 (1960).
90. GOLDMAN, A.: Discussion of HARKEN, D. E., H. W. SOROFF, W. J. TAYLOR, A. A. LEFEMINE, S. K. GUPTA, and S. LUNZER: Partial and complete prosthesis in aortic insufficiency. J. thor. Surg. 40, 804 (1960).
91. — Zit. in G. ROBINSON, S. C. FELL, and B. E. JACOBSON: Ventricular septal defect with aortic insufficiency. J. thor. cardiov. Surg. 43, 785 (1962).
92. BAHNSON, H. T.: Discussion of KIRKLIN, J. W., D. C. MCGOON, and J. W. DUSHANE: Surgical treatment of ventricular septal defect. J. thor. Surg. 40, 763 (1960).
93. — Zit. in G. ROBINSON, S. C. FELL, and B. E. JACOBSON: Ventricular septal defect with aortic insufficiency. J. thor. cardiov. Surg. 43, 785 (1962).

94. Albert, H. M., R. L. Fowler, C. C. Craighead, B. A. Glass, and M. Atik: Pulmonary artery banding: A treatment for infants with intractable cardiac failure due to interventricular septal defect. Circulation 23, 16 (1961).
95. Gerbode, F., J. B. Johnston, A. A. Sadar, W. J. Kerth, and J. J. Osborn: Complete correction of tetralogy of Fallot. Arch. Surg. 82, 793 (1961).
96. Kirklin, J. W., F. H. Ellis, D. C. McGoon, J. W. DuShane, and H. J. C. Swan: Surgical treatment of Fallot's tetralogy by open intracardiac repair. J. thor. Surg. 37, 22 (1959).
97. Vogelpoel, L., and V. Schrire: Auscultatory and phonocardiographic assessment of Fallot's tetralogy. Circulation 22, 73 (1960).
98. Peacock, T. B.: On malformations of the human heart, etc, with original cases and illustrations. London: J. Churchill and Sons 1866.
99. Brock, R. C.: The anatomy of congenital pulmonary stenosis. London: Cassell 1957, p. 58.
100. Hunter, W.: Medical observations and inquiries. 1812. Zit. bei Brock, R. C. [99]
101. Meckel, A.: Arch. anat. Physiol. (Leipzig), 345, 1827. Zit. bei Brock, R. C. [99]
102. Brock, R. C.: The surgical treatment of Fallot's tetralogy. Guy's Hosp. Reports 108, 314 (1959).
103. Blalock, A., and H. B. Taussig: Surgical treatment of malformations of the heart in which there is pulmonary stenosis or pulmonary atresia. J. Amer. med. Ass. 128, 189 (1945).
104. Potts, W. J., S. Smith, and S. Gibson: Anastomosis of the aorta to a pulmonary artery. J. Amer. med. Ass. 130, 627 (1946).
105. DeWall, R. A., H. E. Warden, R. C. Read, V. L. Gott, N. Zeigler, R. L. Varco, and C. W. Lillehei: A simple, expendable, artificial oxygenator for open heart surgery. Surg. clin. N. Amer. 36, 1025 (1956).
106. McKenzie, M. B., and C. N. Barnard: Experimental studies in extracorporeal circulation using the Helix reservoir bubble oxygenator. S. Afr. med. J. 32, 1145 (1958).
107. Barnard, C. N., M. B. McKenzie, and D. R. De Villiers: Preparation and assembly of the stainless steel sponge debubbler for use in the Helix reservoir bubble oxygenator. Thorax 15, 268 (1960).
108. —, W. L. Phillips, D. R. De Villiers, R. D. Casserley, R. P. Hewitson, R. L. van der Riet, and M. B. McKenzie: Some experience with intracardiac surgery using the Helix reservoir bubble oxygenator with total cardiopulmonary bypass. S. Afr. med. J. 33, 789 (1959).
109. —, J. Terblanche, and J. Ozinsky: Profound hypothermia and the Helix reservoir bubble oxygenator. S. Afr. med. J. 35, 107 (1961).
110. Zuhdi, N., J. Carey, W. Sheldon, and A. Greer: Comparative merits and results of primes of blood and five per cent dextrose in water for heart-lung machines: analysis of 250 patients. J. thor. cardiov. Surg. 47, 66 (1964).
111. Gerbode, F., J. J. Osborn, W. J. Kerth, and M. F. O'Brien: Complete correction of tetralogy of Fallot. West J. Surg. 72, 1 (1964).
112. Payne, W. S., and J. W. Kirklin: Late complications after plastic reconstruction of outflow tract in tetralogy of Fallot. Ann. Surg. 154, 53 (1961).
113. Hallman, G. L., and D. A. Cooley: Surgical treatment of tetralogy of Fallot: experience with indirect and direct techniques. J. thor. cardiov. Surg. 46, 419 (1963).

114. EHRENHAFT, J. L., J. M. FISHER, and M. S. LAWRENCE: Evaluation of results after correction of tetralogy of Fallot. J. thor. cardiov. Surg. 45, 224 (1963).
115. RUSHMER, R. F., and N. THAL: The mechanics of ventricular contraction: a cinefluorographic study. Circulation 4, 219 (1951).
116. BAKOS, A. C. P.: The question of the function of the right ventricular myocardium: an experimental study. Circulation 1, 724 (1950).
117. KAGAN, A.: Dynamic responses of the right ventricle following extensive damage by cauterization. Circulation 5, 816 (1952).
118. STARR, I., W. A. JEFFERS, and R. H. MEADE: The absence of conspicuous increments of venous pressure after severe damage to the right ventricle of the dog, with a discussion of the relation between clinical congestive failure and heart disease. Amer. Heart J. 26, 291 (1943).
119. AUSTEN, W. G., L. J. GREENFIELD, P. A. EBERT, and A. G. MORROW: Experimental study of right ventricular function after surgical procedures involving the right ventricle. Ann. Surg. 155, 606 (1962).
120. SMITH, R. D., J. W. DUSHANE, and J. E. EDWARDS: Congenital insufficiency of the pulmonary valve: including a case of fetal cardiac failure. Circulation 20, 554 (1959).
121. BARGER, A. C., B. B. ROE, and G. S. RICHARDSON: Relation of valvular lesions and of exercise to auricular pressure, work tolerance, and of development of chronic, congestive failure in dogs. Amer. J. Physiol. 169, 384 (1952).
122. FOWLER, N. A., and E. R. DUCHESNE: Effect of experimental pulmonary vascular insufficiency on the circulation. J. thor. Surg. 35, 643 (1958).
123. RATCLIFFE, J. W., R. L. HURT, B. BELMONTE, and F. GERBODE: The physiological effects of experimental total pulmonary insufficiency. Surgery 41, 43 (1957).
124. BARNARD, C. N., and V. SCHRIRE: The surgical approach to tetralogy of Fallot. S. Afr. med. J. 40, 330 (1966).
125. BROCK, R. C.: The surgical treatment of pulmonary stenosis. Brit. Heart J. 23, 337 (1961).
126. WADA, J., K. IDEDA, Y. KADOWAKI, and S. SUGII: Right Ventricular aneurysm following open cardiotomy for correction of tetralogy of Fallot. Ann. thor. Surg. 1, 184 (1965).
127. LUCAS, R. V., R. L. VARCO, C. W. LILLEHEI, P. ADAMS, R. C. ANDERSON, and J. E. EDWARDS: Anomalous muscle bundle of the right ventricle: Haemodynamic consequences and surgical consideration. Circulation 25, 443 (1962).
128. BECK, W., V. SCHRIRE, and L. VOGELPOEL: The value of phonocardiography in the assessment of the surgical closure of ventricular septal defect. Amer. Heart. 67, 742 (1964).

Sachverzeichnis

Aortenisthmusstenose 19
—, Anastomose 38, 39
—, Aortenaneurysma 31
—, Aortenanomalien 21
—, Aortenklappe, bicuspidal 21
—, Behandlung, postoperativ 40
—, Cyanose 26, 30
—, Differentialdiagnose 26
—, Dissektion 42
—, Ductus Botalli 21
—, Erwachsenenform 21, 22, 31, 37
—, Häufigkeit 19
—, Hochdruck, paradox 40
—, Ileus 41
—, klinisches Bild 22
—, Komplikationen 40, 42
—, Nahtruptur 42
—, Neurologische Komplikationen 42
—, Nierenversagen 42
—, Operationsergebnisse 42
—, Operationsindikationen 30
—, Operationstechnik 32
—, Pathophysiologie 19
—, postductal 21, 26, 29
—, präductal 21, 26, 29
—, Prognose 30
—, Schwangerschaft 31
—, Vasculitis, distal 41
—, Ventrikelseptumdefekt 27
—, — und Ductus Botalli 27

„Bändelungsoperation" 94, 112

Coarctation der Aorta s. Aortenisthmusstenose 19
Cor triatriatum 62

Ductus Botalli 5
— —, atypisch 17
— —, Diagnose 7
— —, Häufigkeit 5

Ductus Botalli, infiziert 9
— —, isoliert 5
— —, klinisches Bild 5
— —, kompliziert 9
— —, Lebensalter 9, 10
— —, Operationsergebnisse 18
— —, Operationstechnik 12
— —, postoperative Behandlung 18

Eisenmenger-Syndrom 8, 58, 59, 61, 86, 134
Endokardkissendefekte 44, 50, 51, 56, 60, 62
—, Anatomie 68, 73
—, A-V-Klappen 69
—, Behandlung, postoperativ 78
—, EKG 61
—, Herzkatheterisation 61
—, infiziert 59, 79
—, klinisches Bild 60
—, Operationsindikation 62
—, Operationstechnik 75
—, Typen 61
—, Untersuchung 60
—, zusätzliche Erkrankungen 61

Fallotsche Tetralogie = Fallot 113
Fallot, acyanotisch 96
— aortico-pulmonale Anastomose 122
—, Ausflußbahnprothese 131, 132
—, Behandlung, postoperativ 129
—, Cyanose 115
—, Definition 113
—, Diagnose 117
—, extracorporale Zirkulation 123
—, Hämodynamik 114
—, Herzblock 133
—, Herzversagen 130
—, infiziert 115, 118, 133
—, Infundibulumstenose, Korrektur 126, 127, 131, 132

Fallot, klinisches Bild 115
—, Komplikationen 132
—, korrigierte Transposition 134
—, Myokard 124
—, Operationsergebnisse 135
—, Operationsindikation 117
—, Operationstechnik 121
—, Palliativchirurgie 118, 119, 121, 122, 133
—, pathologische Anatomie 119
—, Pulmonalarterie 134
—, Pulmonalklappenstenose, Korrektur 124
—, Rezidiv-Ventrikel-Septumdefekt 133
—, Thrombose 115, 117
—, Valvotomie 121
—, Ventrikelseptumdefekt, Verschluß 128
—, Vorhofseptumdefekt 134
—, zusätzliche Defekte 128

Kreislauf, fetal 3, 4
—, neonatal 3, 4

Pulmonalarterie, „Bändelung" 94, 112
Pulmonalstenose 136
—, infundibulär 137, 141, 142
—, intaktes Ventrikelseptum 113, 136
—, — —, Differentialdiagnose 141
—, — —, Hämodynamik 138
—, — —, klinisches Bild 138
—, — —, Operationsergebnisse 142
—, — —, Operationsindikation 141
—, — —, Operationstechnik 142
—, — —, Typen 136
—, supravalvulär 138
—, valvulär 137, 141, 142
—, Vorhofseptumdefekt 141

Reizleitungssystem 66, 75, 99, 107, 108

Transposition der großen Gefäße, korrigiert 97, 102, 119

Ventrikel, rechter, Anatomie 97
Ventrikelseptumdefekt
—, Aortenisthmusstenose 95
—, Aorteninsuffizienz 95

Ventrikelseptumdefekt, „Bändelung" der Pulmonalis 94, 112
—, Behandlung, postoperativ 111
—, Diagnose 93
—, Ductus Botalli 94
—, Einengung der Pulmonalarterie 94, 112
—, Embryologie 80
—, extracorporale Zirkulation 101
—, gemeinsamer Ventrikel 82
—, Hämodynamik 84
—, Häufigkeit 80
—, Herzblock 104
—, Herzstillstand, induziert 103
—, intraoperative Schäden 101
—, Klassifikation 82
—, klinisches Bild 86
—, korrigierte Transposition 97
—, Lungendurchblutung
—, membranös 82
—, muskulär 83
—, Operationsergebnisse 112
—, Operationsindikation 93
—, Operationstechnik 101, 105
—, Palliativoperation 94, 112
—, Pulmonalstenose 95
—, supra-cristal 82
—, Tetralogie 96
Vorhofseptumdefekt 95
—, zusätzliche Anomalien 94
Vorhof, rechter, Anatomie 63
—, —, Septen 63
Vorhofseptumdefekt 43
—, Anatomie 48
—, Behandlung, postoperativ 78
—, Cyanose 59
—, Eisenmenger-Syndrom 58
—, EKG 54
—, Embryologie 44
—, Endokarditis, bakteriell 59
—, Endokardkissen 50
—, extracorporale Zirkulation 71
—, Hämodynamik 51
—, Häufigkeit 43
—, Herzkatheterisation 56
—, Hochdruck, pulmonaler 58
—, klinisches Bild 52
—, Komplikationen 57

Vorhofseptumdefekt, Lungenvenen-
fehlmündung, partielle 59
—, Lutembacher-Syndrom 53, 59
—, Mitralklappenerkrankung 58
—, Operationsergebnisse
—, Operationsindikation 61
—, Operationstechnik 70
—, Ostium secundum-Defekt 52
—, Pulmonalhochdruck 58

Vorhofseptumdefekt, Pulmonal-
klappengradient 57
—, Pulmonalstenose 50, 57, 58
—, Sinus venosus-Typ 48, 52
—, Typen 47
—, Untersuchung 53
—, Ventrikelseptumdefekt 59
—, Verschlußtechnik 72
—, zusätzliche Fehler 57

Erschienene Bände der Heidelberger Taschenbücher

1. Max Born: Die Relativitätstheorie Einsteins. DM 10,80
2. K. H. Hellwege: Einführung in die Physik der Atome
   2. erweiterte Auflage. DM 8,80
3. Wolfhard Weidel: Virus und Molekularbiologie
   2. erweiterte Auflage. DM 5,80
4. L. S. Penrose: Einführung in die Humangenetik. DM 8,80
5. Hans Zähner: Biologie der Antibiotica. DM 8,80
6. Siegfried Flügge: Rechenmethoden der Quantentheorie
   3. Auflage. DM 10,80

7/8. G. Falk: Theoretische Physik I und Ia auf der Grundlage einer allgemeinen Dynamik
   Band 7: Elementare Punktmechanik (I). DM 8,80
   Band 8: Aufgaben und Ergänzungen zur Punktmechanik (Ia). DM 8,80

9. Kenneth W. Ford: Die Welt der Elementarteilchen. DM 10,80
10. Richard Becker: Theorie der Wärme. DM 10,80
11. P. Stoll: Experimentelle Methoden der Kernphysik. DM 10,80
12. B. L. van der Waerden: Algebra I
    7. neubearbeitete Auflage der Modernen Algebra. DM 10,80
13. H. S. Green: Quantenmechanik in algebraischer Darstellung. DM 8,80
14. Alfred Stobbe: Volkswirtschaftliches Rechnungswesen. DM 10,80
15. Lothar Collatz/Wolfgang Wetterling: Optimierungsaufgaben. DM 10,80

16/17. Albrecht Unsöld: Der neue Kosmos. DM 18,—

18. Fred Lembeck/Karl-Friedrich Sewing: Pharmakologie-Fibel
    Tafeln zur Pharmakologie-Vorlesung. DM 5,80
19. A. Sommerfeld/H. Bethe: Elektronentheorie der Metalle. DM 10,80
20. K. Marguerre: Technische Mechanik. I. Teil: Statik. DM 10,80
21. K. Marguerre: Technische Mechanik. II. Teil: Elastostatik. DM 10,80
22. K. Marguerre: Technische Mechanik. III. Teil: Kinetik. DM 12,80
23. B. L. van der Waerden: Algebra II
    5. Auflage der Modernen Algebra. DM 14,80
24. Manfred Körner: Der plötzliche Herzstillstand
    Akuter Herz- und Kreislaufstillstand. DM 8,80
25. W. Reinhard: Massage und physikalische Behandlungsmethoden. DM 8,80
26. H. Grauert/I. Lieb: Differential- und Integralrechnung I. DM 12,80

27/28. G. Falk: Theoretische Physik II und IIa
   Band 27: Allgemeine Dynamik und Thermodynamik (II). DM 14,80
   Band 28: Aufgaben und Ergänzungen zur Allgemeinen Dynamik und Thermodynamik (IIa). DM 12,80

29 P. D. Samman: Nagelerkrankungen. DM 14,80

30 R. Courant/D. Hilbert: Methoden der mathematischen Physik I
3. Auflage. DM 16,80

31 R. Courant/D. Hilbert: Methoden der mathematischen Physik II
2. Auflage. DM 16,80

32 F. W. Ahnefeld: Sekunden entscheiden — Lebensrettende Sofortmaßnahmen. DM 6,80

33 K. H. Hellwege: Einführung in die Festkörperphysik I. DM 9,80

36 H. Grauert/W. Fischer: Differential- und Integralrechnung II.
DM 12,80

37 V. Aschoff: Einführung in die Nachrichtenübertragungstechnik.
DM 11,80

38 R. Henn/H. P. Künzi: Einführung in die Unternehmensforschung I.
DM 10,80

39 R. Henn/H. P. Künzi: Einführung in die Unternehmensforschung II.
DM 12,80

40 M. Neumann: Kapitalbildung, Wettbewerb und ökonomisches Wachstum. DM 9,80

41 G. Martz: Die hormonale Therapie maligner Tumoren. DM 8,80

42 W. Fuhrmann/F. Vogel: Genetische Familienberatung. DM 8,80

43 H. Grauert/I. Lieb: Differential- und Integralrechnung III. DM 12,80

44 J. H. Wilkinson: Rundungsfehler. DM 14,80

45 G. H. Valentine: Die Chromosomenstörungen. DM 14,80

46 Robert D. Eastham: Klinische Hämatologie. DM 8,80

47 C. N. Barnard/V. Schrire: Die Chirurgie der häufigen angeborenen Herzmißbildungen. DM 12,80

48 R. Gross: Medizinische Diagnostik — Grundlagen und Praxis.
DM 9,80

49 K. Jacobs: Selecta Mathematica I. DM 10,80

50 H. Rademacher/ O. Toeplitz: Von Zahlen und Figuren. DM 8,80

51 E. B. Dynkin/A. A. Juschkewitsch: Sätze und Aufgaben über Markoffsche Prozesse. DM 14,80

Bitte Gesamtverzeichnis der Reihe anfordern!

MIX
Papier aus verantwortungsvollen Quellen
Paper from responsible sources
FSC® C105338

If you have any concerns about our products,
you can contact us on
ProductSafety@springernature.com

In case Publisher is established outside the EU,
the EU authorized representative is:
**Springer Nature Customer Service Center GmbH
Europaplatz 3, 69115 Heidelberg, Germany**

Printed by Libri Plureos GmbH
in Hamburg, Germany